**Doutor, tem
uma Pedra
no meu Rim?**

Bruno Vilalva Mestrinho
Isac César Roldão Leite

Doutor, tem uma Pedra no meu Rim?

Perguntas e Respostas sobre Litíase Urinária

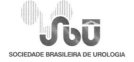

©2019 Editora Manole Ltda. por meio de contrato de coedição com os autores, a Clínica Uromaster S/S Ltda., o Sindicato dos Médicos do Distrito Federal e a Sociedade Brasileira de Urologia.

© Logotipos: Exame, Medicato/Viva, Novocor, Russer, Sabin, Sindicato dos Médicos do Distrito Federal, Sociedade Brasileira de Urologia, Urogama, Uromaster.

EDITORA GESTORA: Sônia Midori Fujiyoshi
EDITORA: Cristiana Gonzaga S. Corrêa
COORDENAÇÃO E PRODUÇÃO EDITORIAL: Visão Editorial
PROJETO GRÁFICO E DIAGRAMAÇÃO: Visão Editorial
REVISÃO DE TEXTO: Alessandra Sevilla e Graziella Gallo
CAPA: Sopros Design
IMAGEM DA CAPA: iStock
FOTOS DO MIOLO: gentilmente cedidas pelos autores e empresas.

CIP-BRASIL. CATALOGAÇÃO NA PUBLICAÇÃO
SINDICATO NACIONAL DOS EDITORES DE LIVROS, RJ

M55d

    Mestrinho, Bruno Vilalva
       Doutor, tem uma pedra no meu rim? : perguntas e respostas sobre litíase urinária / Bruno Vilalva Mestrinho, Isac César Roldão Leite. - I. ed. - Barueri [SP] : Manole, 2019.

       256 p. ; 23 cm.
       Inclui bibliografia
       ISBN 978-85-204-6161-7
       1. Nefrologia. 2. Rins - Cálculos. I. Leite, Isac César Roldão. II. Título.

| 19-57709 | CDD: 616.61 |
| | CDU: 616.61 |

Meri Gleice Rodrigues de Souza · Bibliotecária CRB-7/6439

Todos os direitos reservados.
Nenhuma parte deste livro poderá ser reproduzida, por qualquer processo, sem a permissão expressa dos editores.
É proibida a reprodução por xerox.
A Editora Manole é filiada à ABDR – Associação Brasileira de Direitos Reprográficos.

Iª edição – 2019

Editora Manole Ltda.
Avenida Ceci, 672 – Tamboré
06460-120 – Barueri – SP – Brasil
Tel.: (11) 4196-6000
www.manole.com.br | http://atendimento.manole.com.br
Impresso no Brasil | *Printed in Brazil*

São de responsabilidade dos autores as informações contidas nesta obra.
Durante o processo de edição desta obra, foram tomados todos os cuidados para assegurar a publicação de informações precisas e de práticas geralmente aceitas. Do mesmo modo, foram empregados todos os esforços para garantir a autorização das imagens e fotos aqui reproduzidas. Caso algum autor ou detentor dos direitos autorais sinta-se prejudicado, favor entrar em contato com a Editora. Os autores e a Editora eximem-se da responsabilidade por quaisquer erros ou omissões ou por quaisquer consequências decorrentes da aplicação das informações presentes nesta obra. É responsabilidade do profissional, com base em sua experiência e conhecimento, determinar a aplicabilidade das informações em cada situação.

Agradecemos aos nossos

Renata Verna, Bruna, Amanda e Vitoria Mestrinho

Edna Roldao, Claudio Leite, Claudia Roldão e Rebeca Margoto

Autores

Bruno Vilalva Mestrinho

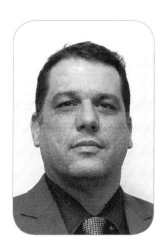

Médico pela Universidade de Brasília (UnB). Residência Médica em Urologia no Hospital Geral de Ipanema, RJ. Mestre em Gerontologia pela Universidade Católica de Brasília (UCB). Título de Especialista em Urologia pela Sociedade Brasileira de Urologia (SBU). Pós-graduado em Docência do Ensino Superior pela Universidade Castelo Branco e Unesco (RJ). *Scholarship* pela American Urological Association (AUA)/SBU no Wake Forest Baptist Health, Medical Center Boulevard, na Carolina do Norte, EUA. Urologista da Secretaria de Saúde do Distrito Federal. Professor de Habilidades Médicas e do Internato do Centro Universitário do Planalto Central Apparecido dos Santos (Uniceplac), em Brasília, DF. Preceptor do Programa de Residência Médica em Cirurgia Geral do Hospital Regional do Gama, da Secretaria de Estado de Saúde do Distrito Federal (SES-DF). Membro da SBU, da AUA e da Confederación Americana de Urología (CAU).

Isac César Roldão Leite

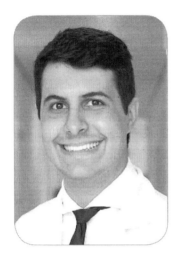

Médico pelo Centro Universitário do Planalto Central Apparecido dos Santos (Uniceplac), em Brasília, DF. Residente do Programa de Cirurgia Geral do Hospital Regional do Gama, da Secretaria de Estado de Saúde do Distrito Federal (SES-DF). Membro Aspirante do Colégio Brasileiro de Cirurgiões (CBC). Membro do American College of Surgeons (ACS). Foi membro da Comissão do Médico Jovem do Conselho Regional de Medicina do Distrito Federal (CRM-DF) e Presidente da Liga de Anatomia Dr. Nader Wafae do Uniceplac, pela qual publicou, em 2016, o livro *Anatomia funcional aplicada: bases para a clínica médica e cirurgia*.

Revisores

Alexandre Danilovic

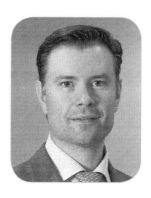

Médico pela Faculdade de Medicina da Universidade de São Paulo (FMUSP). Residência Médica em Urologia no Hospital das Clínicas (HC) da FMUSP. Título de Especialista em Urologia pela Sociedade Brasileira de Urologia (SBU). Doutor e Pós-doutor pela USP. Urologista do HCFMUSP e do Hospital Alemão Oswaldo Cruz.

Ernesto Reggio

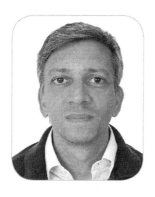

Médico pela Faculdade de Medicina da Universidade de São Paulo (FMUSP). Doutor em Urologia pela USP. *Fellowship* pelo Long Island Jewish Hospital, EUA, com ênfase em Laparoscopia e Endourologia. Coordenador do Departamento de Endourologia da Sociedade Brasileira de Urologia (SBU).

Tamara da Silva Cunha

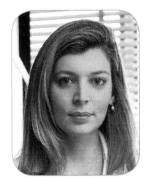

Médica, Residência Médica em Clínica Médica e Nefrologia e Mestre em Tubulopatias Renais (Acidose Tubular Renal), todos pela Universidade Federal do Rio de Janeiro (UFRJ). Doutorado em andamento na área de Nefrolitíase na Escola Paulista de Medicina da Universidade Federal de São Paulo (EPM-Unifesp). Capacitação na área de Análise Cristalográfica de Cálculos Urinários pela University of Balearic Islands, na Espanha. Treinamento em Serviço com Foco em Análise Cristalográfica de Cálculos Urinários e Cristalúria no Laboratório de Litíase do Serviço de Explorações Funcionais Multidisciplinares do Hôpital Tenon, em Paris, França.

Colaboradores

Aldo Roberto Ferrini Filho

Graduado em Medicina pelo Uniceplac. Residência Médica em Pediatria no Hospital Materno Infantil de Brasília (HMIB). Fundador da Liga de Urologia do Uniceplac.

Andrey do Amaral Coelho Filho

Acadêmico de Medicina e Membro da Liga de Neurociências do Uniceplac.

Ana Gabriela Leite de Moura

Graduada em Medicina pelo Uniceplac. Residente do Programa de Patologia do Instituto Hospital de Base do Distrito Federal.

Antônio Ruben Maia Júnior

Acadêmico de Medicina do Uniceplac.

Berthran Severo Garcia

Graduado em Medicina pela Universidade Federal de Juiz de Fora (UFJF). Residência Médica em Cirurgia Geral no Hospital Regional do Gama, da SES-DF, e em Urologia no Hospital da Baleia, Belo Horizonte, MG. Título de Especialista em Cirurgia Geral pelo

Colégio Brasileiro de Cirurgiões (CBC). Título de Especialista em Urologia pela SBU. Membro da SBU e da Endourological Society. Urologista do Hospital Regional do Gama, da SES-DF.

Cláudia Roldão Leite

Acadêmica de Medicina da Universidade Católica de Brasília (UCB). Membro da Liga de Distúrbios Endocrinometabólicos da UCB, da Liga de Oncologia do Distrito Federal, da Liga de Endocrinologia e de Anatomia do Uniceplac. Monitora de Parasitologia, de Práticas em Bases da Cirurgia e de Ginecologia e Obstetrícia da UCB.

Cristiano Ricardo Martins Teixeira

Graduado em Medicina pelo Uniceplac. Médico do Hospital Dia Samdel e do Instituto de Ortopedia e Reabilitação (IOR) de Goiânia. Fundador da Liga de Urologia do Uniceplac.

Eduarda Pedroso Barboza Mauro

Graduada em Medicina pelo Uniceplac.

Gabriela Bernardes Machado de Jesus

Graduada em Medicina pelo Uniceplac. Membro Fundadora da Liga de Urologia do Uniceplac. Pós-graduanda em Saúde da Família pela Universidade de Brasília (UnB).

Guilherme Gonçalves Silva Pinto

Graduado em Medicina pelo Uniceplac. Pós-graduado em Terapia Intensiva pelo Centro Universitário Internacional Uninter do Paraná. Médico da Unidade de Terapia Intensiva do Hospital Regional de Taguatinga, da SES-DF. Segundo Tenente Médico (OMT) da Reserva (R2) do Exército Brasileiro. Residente do Programa de Clínica Médica do Hospital Regional do Gama, da SES-DF.

Gustavo Lucas Cardoso

Graduado em Medicina pelo Uniceplac.

Heleno Fernandes Júnior

Graduado em Medicina pelo Uniceplac. Enfermeiro pelo Centro Universitário de João Pessoa (Unipê).

Homero Ribeiro de Paula Filho

Graduado em Medicina pela Universidade Federal do Triângulo Mineiro (UFTM). Pós-graduando em Terapia Sexual do Programa de Estudos em Sexualidade (Pro-Sex) do Instituto de Psiquiatria do Hospital das Clínicas da Faculdade de Medicina da Universidade de São Paulo (HCFMUSP). *Observership* do Departamento de Medicina Sexual do Serviço de Urologia do HCFMUSP. Urologista do Instituto Hospital de Base do Distrito Federal. Vice-presidente da Sociedade Brasileira de Urologia – Seccional Distrito Federal (biênio 2018/2019). Membro Titular da SBU e da International Society for Sexual Medicine (ISSM).

Ingrid Lopes de Oliveira

Acadêmica de Medicina do Uniceplac.

Janaína Colombo Nunes

Graduada em Medicina pelo Uniceplac.

Jéssica Coli Dantas

Graduada em Medicina pelo Uniceplac. Residente do Programa de Ginecologia e Obstetrícia do Hospital Regional de Taguatinga, da SES-DF.

Jéssica Rodrigues Nogueira

Graduada em Medicina pelo Uniceplac. Residente do Programa de Pediatria do Hospital Regional de Taguatinga, da SES-DF. Vice-presidente Fundadora da Liga de Urologia e Diretora de Atividades Práticas da Liga de Ginecologia e Obstetrícia do Uniceplac.

João Paulo Barros França de Oliveira

Graduado em Medicina pelo Uniceplac.

Jonatas Fernandes da Silva Camelo

Graduado em Medicina pela UnB. Residência Médica em Cirurgia Geral no Hospital Regional de Sobradinho, do Governo do Distrito Federal. Urologista pelo Instituto Hospital de Base do Distrito Federal. Médico da SES-DF. Título de Especialista pela SBU.

Jordano Pereira Araújo

Graduado em Medicina pela UnB. Residência Médica em Cirurgia Geral no Hospital Universitário de Brasília (HUB). Mestre pela Universidade Católica de Brasília (UCB). Especialista em Cirurgia pelo Colégio Brasileiro de Cirurgiões (CBC). Major-médico Cirurgião Geral do Corpo de Bombeiros Militar do DF. Professor dos Cursos de Medicina do Centro Universitário de Brasília (UniCEUB) e do Uniceplac. Membro Titular do CBC.

José Cristiano da Silveira

Urologista com Residência Médica no Hospital das Forças Armadas, em Brasília/DF. Título de Especialista pela SBU. Preceptor do Internato do Uniceplac. Médico do Serviço de Urologia do Hospital Regional do Gama, da SES-DF.

José de Ribamar da Costa Mendes Júnior

Graduado em Medicina pela Universidade Federal do Maranhão (UFMA). Especialista em Cirurgia Geral pelo Hospital Ipiranga, São Paulo, SP. Especialista em Urologia pelo Instituto Hospital de Base do Distrito Federal. Título de Especialista pela SBU. Supervisor da Residência Médica em Urologia e Médico Urologista do Hospital das Forças Armadas, em Brasília/DF.

Leonardo Costa Nóbrega

Acadêmico de Medicina do UniCEUB. Estagiário em Urologia da Beneficência Portuguesa de São Paulo. Fundador da Liga de Nefrologia do UniCEUB. Membro da Liga de Otorrinolaringologia do UniCEUB. Membro da Liga de Saúde Vascular do Distrito Federal.

Lucas Martins Ferreira Guimarães

Acadêmico de Medicina do Uniceplac.

Marcus Vinicius Osório Maroccolo

Graduado em Medicina pela Universidade Federal de Góias (UFG). Residência Médica em Cirurgia Geral no Instituto Hospital de Base do Distrito Federal e em Urologia pelo Hospital Geral de Ipanema, RJ. Mestre em Urologia e Doutor em Morfologia pela Universidade do Estado do Rio de Janeiro (UERJ). Preceptor da Residência Médica em Urologia e Responsável pelo Setor de Endourologia do Serviço de Urologia do

Instituto Hospital de Base do Distrito Federal. Responsável pelo Setor de Endourologia Pediátrica do Hospital de Criança de Brasília (HCB). Professor do Curso de Medicina do UniCEUB.

Maria Luiza Braga
Acadêmica de Medicina do Uniceplac.

Omar Nayef Fakhouri
Graduado em Medicina pela Faculdade de Medicina de Catanduva (Fameca), SP. Residência Médica em Cirurgia Geral na Fameca e em Urologia no Instituto de Urologia e Nefrologia São José do Rio Preto, SP. Especialista em Cirurgia Geral pelo Colégio Brasileiro de Cirurgiões (CBC). Urologista do Hospital Regional do Gama, da SES-DF. Membro Titular da SBU e da American Urological Association (AUA).

Pedro Henrique Jaime e Silva
Graduado em Medicina pelo Uniceplac. Residência Médica em Cirurgia Geral no Hospital Regional do Gama, da SES-DF, e em Urologia no Hospital Universitário de Brasília da UnB. Cirurgião Geral do Hospital Regional do Gama, da SES-DF. Preceptor do Internato Médico em Urgências e Emergências do Uniceplac.

Rafael Lopes Monteiro
Graduado em Medicina pela Universidade Federal do Pará (UFPA). Residência Médica em Cirurgia Geral no Hospital Universitário de Brasília da UnB e em Urologia no Hospital Federal do Andaraí, RJ. Membro Titular da SBU.

Ramiro Dourado Maranhão
Graduado em Medicina pelo Uniceplac. Especialista em Clínica Médica pelo Hospital Regional do Gama, da SES-DF. Preceptor do Programa de Residência em Clínica Médica do Departamento de Emergências Clínicas do Hospital Regional do Gama, da SES-DF.

Rebeca Marques Margoto
Acadêmica de Medicina do Uniceplac.

Ricardo de Souza Monteiro
Graduado em Medicina pela UnB. Residência Médica em Cirurgia Geral no Hospital Regional da Ceilândia, do Governo do Distrito Federal, e em Urologia na UnB. Título de Especialista em Urologia pela SBU. Urologista do Hospital Regional da Asa Norte, do Governo do Distrito Federal.

Roberta Verna Leal de Oliveira
Graduada em Ciências Biológicas – Modalidade Médica pela Pontifícia Universidade Católica de Goiás (PUC) e em Farmácia-Bioquímica pela Faculdade Objetivo, Goiânia, GO. Especialista em Farmácia Clínica pela PUC. MBA em Gestão em Saúde pela FGV--Goiás. Acadêmica de Medicina da Faculdade Alfredo Nasser (Unifan), GO.

Stefannie Steckelberg
Graduada em Medicina pela UnB. Título de Especialista em Radiologia e Diagnóstico por Imagem pela Associação Médica Brasileira (AMB)/Colégio Brasileiro de Radiologia (CBR).

Thalita Lima Melo
Graduada em Nutrição pela Universidade Presbiteriana Mackenzie. Especialista em Nutrição aplicada às Doenças Renais e Doutora em Nutrição com ênfase em Nefrologia pela Escola Paulista de Medicina da Universidade Federal de São Paulo (EPM--Unifesp).

Thiago Nunes Figueiredo Cabral
Graduado em Medicina pelo Uniceplac. Fundador das Ligas de Urologia e de Sistema Único de Saúde do Uniceplac.

Udenbergh Nóbrega da Silva
Graduado em Medicina pela UnB. Residência Médica em Cirurgia Geral no Hospital Regional de Taguatinga, da SES-DF, e em Urologia no Instituto Hospital de Base do Distrito Federal. Título de Especialista pela SBU. Urologista do Hospital Regional da Asa Norte, do Governo do Distrito Federal.

Vinícius Augusto Dourado Aragão
Graduado em Medicina pelo Uniceplac.

Prefácio

Esta obra aborda os aspectos globais da litíase urinária, que representa uma condição de grande impacto social, médico, familiar e econômico. A dor provocada pela litíase no trato urinário está entre as de maior desconforto ao ser humano. O portador de "pedra nos rins" não está em paz, pois sabe que a crise dolorosa pode chegar sorrateiramente durante a madrugada ou mesmo em lugares inóspitos, promovendo um sofrimento extremo e inesquecível.

O texto assume um papel de grande magnitude ao aludir, de forma direta e clara, um tema importante para o bem-estar do paciente, dos familiares e dos profissionais de saúde envolvidos, oferecendo orientações valiosas para que todos possam se preparar melhor, reconhecendo os riscos e as atitudes diante dessa morbidade. Com uma linguagem de fácil entendimento, estão descritas, na forma de perguntas e respostas, a anatomia, as causas que podem justificar a formação da litíase urinária, o diagnóstico e seu tratamento.

Outro aspecto muito importante e ainda negligenciado no nosso país é a expansão e a penetração da comunicação médica com a população em geral, tópicos que esta obra objetiva introduzir e, ao mesmo tempo, resgatar. Os assuntos médicos são pouco divulgados nos meios de comunicação e, assim, a desinformação mantém toda uma população dependente e prejudicada em sua liberdade primordial, que é o conhecimento. Em geral, o prejuízo individual e social gerado pela desinformação é incalculável, o que muitas vezes retarda o momento ideal para iniciar um tratamento adequado. No caso da litíase urinária, pode representar a perda da função renal e, às vezes, até da vida.

O Brasil necessita sensibilizar os meios de comunicação no sentido de ampliar os cuidados médicos ao paciente, de modo a propiciar assessoria ativa das instituições e das especialidades médicas. A informação médica é um estágio concreto do exercício da prevenção e, em contrapartida, a ignorância é a pior das doenças. Este livro tenta reduzir essa lacuna e eu estou seguro de que os leitores saberão dar o devido valor ao seu conteúdo.

Por tudo isso, parabenizo os autores Bruno Vilalva Mestrinho e Isac César Roldão Leite, os revisores Alexandre Danilovic, Ernesto Reggio e Tamara da Silva Cunha, os colaboradores e a Sociedade Brasileira de Urologia (SBU), todos que, sensibilizados com o sofrimento de tantos portadores de litíase urinária, esclarecem as dúvidas que permeiam o universo sofrido e doloroso daqueles que encontram "uma pedra no caminho".

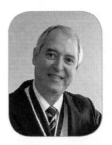

Dr. José Carlos de Almeida
Ex-presidente da Sociedade Brasileira de Urologia

Apresentação

A doença do cálculo renal, a famosa "pedra no rim", é tecnicamente chamada de litíase urinária ou urolitíase. O cálculo renal origina-se, na maioria das vezes, nos rins. Contudo, a apresentação máxima de dor é quando o cálculo migra para o ureter. Isso torna a litíase urinária uma patologia de difícil tratamento, de acompanhamento infrequente e, ainda, sem cura. Antigamente, os indivíduos acometidos sofriam muito e sempre estavam em busca da cura e do alívio. As primeiras formas de tratamento foram descritas apenas entre 3.200 e 1.200 a.C. e as primeiras cirurgias, entre 600 a.C e 600 d.C.

A litíase urinária é um problema de saúde pública que afeta, em média, 10% população nos dias atuais, sobretudo em razão das mudanças na dieta e nos hábitos de vida, dos recursos tecnológicos de diagnóstico e de tratamento e do aquecimento global – sim, a elevação da temperatura na Terra causa aumento da desidratação no ser humano, favorecendo a formação de cálculos urinários.

No meio urológico, a urolitíase só é superada pelas infecções urinárias e pelas doenças da próstata. Nos Estados Unidos, 1% dos casos admitidos nas emergências e 1% das hospitalizações oriundas do pronto-socorro são secundários à litíase urinária, com custo de 300 a 400 dólares por pessoa, consumindo 5,3 bilhões de dólares por ano. No Brasil, as estatísticas oficiais dos setores público e privado não são seguras, mas, por se tratar de um país tropical, acredita-se que esse número seja equivalente ao dos Estados Unidos. Vale destacar também que a litíase urinária tem forte correlação com outras doenças crônico-degenerativas, como diabetes, obesidade, hipertensão, dislipidemias, síndrome metabólica e eventos renais e cardiovasculares.

***

No decorrer da minha carreira docente, contei com a participação profícua dos alunos (hoje já formados em várias especialidades médicas) da Liga de Urologia do Centro Universitário do Planalto Central Apparecido dos Santos (Uniceplac), no Distrito Federal. Dentre outros livros, eu adotava o *Manual do paciente com cálculo renal*, do nefrologista Maurício de Carvalho e do seu ex-aluno Felipe Negreiros Nanni, como base para discussões.

Em 2017, fui selecionado pela Sociedade Brasileira de Urologia (SBU) e pela American Urological Association (AUA) para receber uma *scholarship* (espécie de bolsa de estudos) no Wake Forest Baptist Health, no estado da Carolina do Norte, EUA. Localizado no sudeste estadunidense, o Wake Forest está inserido no Cinturão do Cálculo Renal (*Kidney Stone Belt,* área com prevalência da doença de quase 15% da população) e vivencia casos cirúrgicos complexos de litíase urinária sob a tutela dos drs. Jorge Gutierrez Aceves e Anthony Atala. A experiência adquirida nesse grande centro médico, dentre tantos outros proveitos, me incentivou a concretizar esta obra.

Com a ideia de escrever um livro, convidei para coordenar essa jornada junto comigo o meu ex-aluno Isac César Roldão Leite, com quem já havia escrito um capítulo sobre anatomia peniana em seu livro *Anatomia funcional aplicada: bases para a clínica médica e cirurgia,* lançado em 2016 em parceria com o renomado cirurgião pediátrico dr. Paulo Tubino, da Universidade de Brasília (UnB). O nosso estímulo foi promover para toda a população o entendimento dessa doença súbita, inesquecível, dolorosa e recorrente.

Nesse panorama, reuniram-se médicos (especialistas em Urologia, Nefrologia e outras áreas médicas), nutricionista e estudantes de Medicina, com o objetivo de responder – de maneira didática e com linguagem às vezes bem simples para o paciente e outras vezes mais técnica para os estudiosos – as principais demandas dos pacientes acometidos por litíase urinária. Todas as informações coletadas para estabelecer o texto foram baseadas em literatura atualizada, nacional e internacional, e nas diretrizes da American Urological Association (AUA) e da European Association of Urology (EAU), bem como na experiência da prática diária de todos que participaram na elaboração do livro.

De forma progressiva, destrinchamos o funcionamento dos órgãos do sistema urinário, os fatores de risco na formação do cálculo, os sintomas comumente apresentados, os exames indicados para ajudar no diagnóstico, os distúrbios metabólicos, as recomendações dietéticas e preventivas, além do tratamento mais adequado para cada caso, tanto clínico como cirúrgico, em adultos, crianças, gestantes e em situações especiais (por exemplo, malformações e transplantados). Por último, revelamos o passado e apontamos fatos curiosos e o futuro da urolitíase.

A inspiração para o título deste livro foi o intrigante e indecifrável poema de Carlos Drummond de Andrade:

No meio do caminho tinha uma pedra
Tinha uma pedra no meio do caminho
Tinha uma pedra
No meio do caminho tinha uma pedra (...)

Nos sábios dizeres proferidos pelo urologista estadunidense dr. Marshall Stoller, autoridade mundial da litogênese urinária: "Se você vir uma porta com a pintura descascando e passar uma mão de tinta nova nessa porta, ela irá novamente descascar. É o que estamos fazendo com os pacientes calculosos: nos importando apenas com a retirada do cálculo através da abordagem cirúrgica, e esse paciente em breve recidivará". Portanto, devemos avançar no diagnóstico, no tratamento e, sobretudo, na prevenção dos cálculos urinários no paciente urológico.

Por fim, agradeço a todos – apoiadores, prefaciador, autores, revisores, colaboradores, membros das Ligas – e à Sociedade Brasileira de Urologia, em nome do seu presidente, dr. Sebastião Westphal, pela publicação desta obra pioneira. Boa leitura e que o livro seja fonte de consulta para "sofredores e tratadores" do cálculo urinário.

Dr. Bruno Vilalva Mestrinho

Sumário

Seção I   O cálculo no sistema urinário

CAPÍTULO 1.   Anatomia e fisiologia do sistema urinário   *27*

CAPÍTULO 2.   A formação do cálculo urinário   *33*

CAPÍTULO 3.   Epidemiologia do cálculo urinário   *43*

Seção II   O cálculo na via urinária

CAPÍTULO 4.   Cálculo no rim – nefrolitíase   *51*

CAPÍTULO 5.   Cálculo no ureter – ureterolitíase   *61*

CAPÍTULO 6.   Cálculo na bexiga (cistolitíase) e na uretra (uretrolitíase)   *69*

Seção III   Diagnóstico, tratamento clínico e prevenção do cálculo urinário

CAPÍTULO 7.   Manifestações clínicas   *79*

CAPÍTULO 8.   Investigação radiológica   *87*

CAPÍTULO 9. Investigação metabólica *97*

CAPÍTULO 10. Tratamento da dor na cólica renoureteral *105*

CAPÍTULO 11. Terapia médica expulsiva (TME) *111*

CAPÍTULO 12. Tratamento clínico do cálculo renal *117*

CAPÍTULO 13. Recomendações dietéticas e prevenção *123*

Seção IV Tratamento cirúrgico do cálculo urinário no rim e no ureter

CAPÍTULO 14. Tipos de cirurgia no rim e no ureter *133*

CAPÍTULO 15. Cuidados na cirurgia do rim e do ureter *147*

CAPÍTULO 16. Cateter duplo J *157*

CAPÍTULO 17. Cirurgia renal percutânea ou nefrolitotripsia percutânea (NLTP) *167*

CAPÍTULO 18. Litotripsia extracorpórea com ondas de choque (LECO) *179*

Seção V O cálculo urinário em situações especiais e perspectivas

CAPÍTULO 19. Cálculo urinário na criança *189*

CAPÍTULO 20. Cálculo urinário na gestante *197*

CAPÍTULO 21. Cálculo urinário nos obesos *205*

CAPÍTULO 22. Cálculo urinário no portador de lesão medular *211*

CAPÍTULO 23. Cálculo urinário no rim transplantado *217*

CAPÍTULO 24. Cálculo urinário no paciente com malformação urinária *221*

CAPÍTULO 25. História do cálculo urinário *233*

CAPÍTULO 26. Curiosidades e o futuro da urolitíase *249*

Seção I

O cálculo no sistema urinário

CAPÍTULO I

Anatomia e fisiologia do sistema urinário

EDUARDA PEDROSO BARBOZA MAURO
JOÃO PAULO BARROS FRANÇA DE OLIVEIRA
ANDREY DO AMARAL COELHO FILHO

Qual é a composição do sistema urinário?

O sistema urinário é composto por 4 órgãos em sequência:

- os rins, responsáveis pela filtração do sangue e pela produção de hormônios;
- os ureteres, que transportam a urina produzida no rim para a bexiga;
- a bexiga, que armazena e expulsa a urina;
- a uretra, que conduz a urina para o exterior.

O rim é um órgão oval, com o formato de um feijão grande, que se localiza na cavidade abdominal posterior, da 12ª vértebra da coluna torácica até a 3ª vértebra da coluna lombar. Possui aproximadamente 12 centímetros de comprimento, 2,5 centímetros de espessura e 5 centímetros de largura. Ele fica protegido por uma camada potente de músculos (psoas maior, quadrado lombar, latíssimo do dorso e transverso), um de cada lado da coluna vertebral, sendo o direito um pouco mais baixo do que o esquerdo em razão da localização do fígado.

Qual é o papel do rim?

A urina formada pelo néfron, a menor unidade de filtração dos rins, é excretada pela papila renal, que faz parte do cálice menor. A junção de 2 ou 3 cálices menores forma o cálice maior. A pelve renal ou bacinete, que leva a urina produzida no rim para o ureter, é composta pela junção de 3 cálices maiores. Além de filtrar o sangue, os rins produzem hormônios, reabsorvem nutrientes essenciais e eliminam o excesso de água, sais e produtos indesejados. O ultrafiltrado do sangue, ao longo do percurso no rim, passa por processos de reabsorção, secreção e excreção de determinadas substâncias, resultando no produto conhecido como urina, uma substância amarela, quente e com odor *sui generis*.

Qual é o papel dos ureteres?

Os ureteres são ductos com fibras musculares de aproximadamente 25 a 30 centímetros de comprimento que contam com um mecanismo que dirige o fluxo urinário em um único sentido (do rim para a bexiga), denominado peristaltismo ureteral. Esse mecanismo impede a ocorrência do fluxo no sentido contrário, situação patológica denominada refluxo vesicoureteral. O mecanismo antirrefluxo é o percurso oblíquo que o ureter percorre ao penetrar na bexiga e que impede o retorno da urina para cima à medida que a bexiga enche. Os ureteres possuem 3 áreas de constrição, que são os principais locais de impactação do cálculo urinário:

- a junção ureteropélvica (JUP), que corresponde à área de transição da pelve para o ureter;
- o cruzamento com a artéria ilíaca interna;
- a junção ureterovesical (JUV), quando entra na bexiga.

Pela descrição radiológica, os ureteres podem ser classificados em:

- ureter proximal (entre o rim e a bacia);
- ureter médio (na altura da bacia propriamente dita);
- ureter distal (na entrada na bexiga).

Qual é o papel da bexiga?

A bexiga é um órgão situado na bacia que tem a função de armazenar a urina antes da sua excreção pela uretra. A capacidade normal da bexiga de uma pessoa adulta é de 400 a 500 mL. Ela é caracterizada por sua distensibilidade no enchimento e contração no esvaziamento, em razão da forte parede muscular da bexiga, denominada detrusor. Para o perfeito ato da micção, há o sinergismo entre a abertura do colo vesical e do esfíncter uretral, seguido da contração do detrusor, de tal forma que o fluxo se apresente de forma suave e contínua.

Qual é o papel da uretra?

A uretra é um ducto muscular que funciona como uma torneira e conduz a urina da bexiga para o exterior. A uretra da mulher possui aproximadamente 4 centímetros de comprimento, sendo muito mais curta que a do homem, que possui aproximadamente 18 a 22 centímetros. O esfíncter uretral, uma estrutura com fibras musculares dispostas em forma de anel circundando a uretra, controla o ato de urinar.

Qual é o papel do néfron e da papila renal?

O néfron é a menor unidade renal responsável pela filtração e pela formação da urina em si, sendo considerado um sistema de filtro, tubos e conexões. Há entre 1 e 4 milhões de néfrons em cada rim, e essa estrutura é formada pelo corpúsculo renal (glomérulo e cápsula de Bowman) e por túbulos renais (túbulo contornado proximal, alça de Henle, túbulo contornado distal e ducto coletor).

O glomérulo é um novelo de capilares sanguíneos por onde há circulação de sangue arterial. Já os túbulos renais possuem a função de absorver parte do líquido que é filtrado pelos glomérulos. Cerca de 180 litros de sangue arterial passam pelos rins por dia, e aproximadamente 2,5 a 3 litros de urina são excretados, de forma passiva ou ativa, por esse verdadeiro filtro humano.

As papilas renais são saliências formadas pelos vértices das pirâmides renais, sendo cada uma delas perfurada por 10 a 25 orifícios (área crivosa). A área crivosa da papila renal é a transição entre a medula (parte interna do rim) e o córtex (parte externa do rim), e acredita-se que representa a sede da doença calculosa urinária. A pirâmide renal seria um estuário da urina fabricada no córtex renal. A urina é coletada nos 3 polos renais (superior, médio e inferior).

Como funciona a filtração do sangue nos rins?

Novamente, os néfrons são compostos por estruturas que se assemelham a um filtro e a um tubo longo. Pequenas artérias levam o sangue em direção ao filtro. O sangue entra nesse processo de filtração e depois retorna para a circulação sanguínea por algumas veias de pequeno calibre, deixando, no filtrado renal, as substâncias que devem ser eliminadas (urina). O processo de reabsorção é realizado pelo tubo longo. A parte filtrada do sangue (sais, água e produtos do nosso metabolismo) deve percorrer um longo caminho para conseguir chegar ao final desse tubo. Ao final do processo, o organismo consegue reabsorver 99% da água e uma parte considerável dos sais e das substâncias essenciais, que voltam para a circulação. O conteúdo que foi filtrado e não foi reabsorvido compõe a urina e segue para os ductos coletores, cálices menores, cálices maiores, pelve renal, ureter, bexiga e uretra, até ser eliminado no ato da micção. A partir dos ductos coletores, a composição da urina não muda mais até ser eliminada para o meio externo.

Afinal, qual é a razão da filtração renal?

A eliminação dos produtos do nosso metabolismo é executada pelos pulmões, rins, pele e fezes. Especificamente, filtrar o sangue nos rins é de extrema importância, pois, à medida que nossas células gastam energia para que possamos sobreviver, elas criam produtos como ureia, creatinina, ácido úrico, potássio, álcalis e outros ácidos. O excesso ou a escassez desses produtos deve ser, respectivamente, retirado ou retida no organismo, pois é necessário um controle rigoroso para seu bom funcionamento. Nosso corpo precisa estabilizar as concentrações de sais e de substâncias essenciais para que as células possam trabalhar com eficiência, promovendo a conhecida homeostase (equilíbrio). A eliminação de outras substâncias, como medicamentos e substâncias tóxicas, também pode ser feita pelos rins, além da manutenção do volume constante de líquidos circulantes, que, em última análise, controla os níveis pressóricos.

A produção de hormônios pelos rins é importante?

A função endócrina dos rins mantém o corpo em equilíbrio. Para tanto, os rins secretam hormônios e vitaminas importantes para a nossa composição corporal. A renina tem importante papel no controle da pressão arterial, elevando a pressão quando ela cai. A eritropoetina participa na produção de células sanguíneas e, por fim, a vitamina D aumenta a absorção de cálcio no intestino e fixa o cálcio no osso.

Os rins também têm sua função regulada por alguns hormônios. Uma das vias de ação hormonal sobre o rim é o paratormônio (PTH), produzido pelas glândulas paratireoides e que atua nos néfrons. O PTH controla a produção de vitamina D e a quantidade de cálcio e fósforo na urina, sendo o hiperparatireoidismo uma das causas recorrentes de formação de cálculo urinário em um pequeno grupo de pacientes, de difícil tratamento.

Bibliografia

1. Amaro JL. Tomé ALF. Proteus: palestras e reuniões, organização para preparação ao título de especialista em Urologia – SBU/SP. 1.ed. São Paulo: Planmark, 2017.

2. Domingos F, Serra MA. História da litíase urinária – os primórdios da nefrologia. Rev Port Nefrol Hipert 2004; 18(3):143-53.

3. Guyton AC, Hall JE. Tratado de fisiologia médica. 12.ed. Rio de Janeiro: Guanabara Koogan, 2011.

4. Inda Filho AJ, Melamed ML. Vitamina D e doença renal: o que nós sabemos e o que nós não sabemos. J Bras Nefrol 2013; 35(4):323-31.

5. Moore KL. Anatomia orientada para a clínica. 6.ed. Rio de Janeiro: Guanabara Koogan, 2013.

6. Moore KL, Persaud TVN. Embriologia clínica. 8.ed. Rio de Janeiro: Elsevier, 2008.

7. Reilly RFJ, Perazella MA. Nefrologia em 30 dias. 2.ed. Porto Alegre: McGraw-Hill, 2015.

8. Riella MC. Princípios de nefrologia e distúrbios hidroeletrolíticos. 4.ed. Rio de Janeiro: Guanabara Koogan, 2008.

9. Tanagho EA, McAninch JW. Urologia geral de Smith. 16.ed. Barueri: Manole, 2007.

A formação do cálculo urinário

JÉSSICA COLI DANTAS
UDENBERGH NÓBREGA DA SILVA
LEONARDO COSTA NÓBREGA

O que é a nossa urina? Qual é o significado da urina amarelo-escura?

A urina de um ser humano é um filtrado do nosso sangue, uma forma de o organismo eliminar o que não mais precisamos e fazer a retenção de algumas substâncias imprescindíveis. Se bebermos pouca água em um dia muito quente (baixo solvente), a urina fica mais amarelada e escura, diferente do aspecto límpido que ela deve sempre ter. Isso acontece porque ela ficou concentrada ou supersaturada (alto soluto). Quando acontece de forma contínua e durante um tempo prolongado, essa supersaturação pode facilitar a formação de cristais que futuramente podem crescer em agrupamentos e formar cálculos nos rins. Urina escura também pode significar uso de medicação ou de corante alimentar (pigmentúria) ou, ainda, sangramento antigo não coagulado, que pode inclusive ter sido causado pela movimentação do cálculo pela via urinária.

Então, como se formam as pedras?

Em 1868, Beale reportou que a urina continha sedimentos cristalizados de oxalato de cálcio que eram difíceis de dissolver. Tal fato centralizou a formação da pedra em estudos de mineralogia, química e incorporação de proteína e, no século seguinte, na análise da urina propriamente dita. O dr. Alexander Randall, em 1938, contribuiu bastante com o conhecimento que temos hoje, mostrando que a região da papila renal poderia ser o ponto inicial da formação de vários tipos de cálculos. É por conta dessa descoberta que os depósitos iniciais de cristais sobre as papilas renais são denominados placas de Randall.

Vários fatores podem contribuir para a formação dos cálculos urinários: redução do volume da urina, excesso dos promotores da litíase (oxalato [Figura 2.1], cálcio, ácido úrico e cistina) ou redução dos protetores contra a cristalização (citrato, magnésio, pirofosfato, uromodulina e proteína de Tamm--Horsfall), mudanças do pH urinário, alterações anatômicas que dificultam o fluxo urinário em algum lugar da via urinária e até fatores dietéticos e genéticos. É muito importante que cada paciente formador de cálculo identifique seus fatores de risco para ajudar na prevenção calculosa.

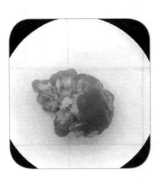

Figura 2.1 Cálculo de oxalato de cálcio mono-hidratado.
(cortesia da dra. Tamara da Silva Cunha)

Qual é o significado da biomineralização na Urologia?
Biomineralização significa uma série de eventos dinâmicos e complexos nos seres vivos no âmbito molecular e físico-químico. Representa a formação do exoesqueleto dos animais marinhos mediada pelo carbonato de cálcio e do endoesqueleto dos mamíferos e vertebrados em terra firme pelo fosfato de cálcio. O maior exemplo da biomineralização no nosso corpo é a formação dos nossos dentes. Na Urologia, quando uma mineralização se torna patológica, surgem os cálculos renais e prostáticos, a nefrocalcinose e a doença de Peyronie

como processos tardios de reparação dos tecidos inflamados. Processo similar acontece na formação de cálculos nas glândulas salivares (sialolitíase) e na calcificação da pancreatite crônica.

Todas as formações cálcicas no mundo animal, vegetal e mineral – neste último caso, também em outros planetas e em asteroides provenientes de outras galáxias – têm a mesma disposição e arcabouço, sendo relevante o estudo da bioengenharia médica e da geologia no desenvolvimento de novos produtos de uso médico. Essa área aproxima a urologia ("fora dos túbulos renais", precisamente nas placas de Randall na papila renal) da nefrologia ("dentro dos túbulos renais"). Esse campo em expansão é denominado Geomedicina, e o futuro da urolitíase aguarda as novidades vindouras.

Quais são as teorias que explicam a formação do cálculo renal?

Após o ano de 2015, com o advento da nefroscopia digital de alta resolução e a visualização da cristalização das placas de Randall na microscopia eletrônica, o conhecimento sobre os mecanismos de formação dos cálculos renais aumentou. O oxalato pode se agregar às placas formadas por fosfato de cálcio e, assim, a maior parte dos cálculos renais de oxalato de cálcio pode crescer. Atualmente, a ideia de cálculos renais se formando livremente no espaço urinário é mais restrita a alguns tipos de situações, como os cálculos de ácido úrico e os cálculos de cistina, nos quais o pH ou a saturação urinária (excesso) de um componente seriam suficientes para gerar o agrupamento de cristais.

Em geral, o que ocorre na maioria dos casos é um processo inicial de cristalização na região da papila renal ou próximo a ela e, a partir daí, o depósito progressivo de cristais, resultando no cálculo. Por outro lado, se houver algum tipo de alteração anatômica que dificulte o fluxo normal de urina em uma determinada região do rim, a urina irá se manter saturada por mais tempo nessa área, o que pode favorecer a cristalização espontânea e o crescimento de cálculos renais não relacionados à papila renal.

Várias teorias tentam, isoladamente ou em conjunto, explicar as origens dos cálculos das vias urinárias, a saber: modelo de partículas livres, modelo das partículas fixas, matriz, epitaxia e modelo intersticial. Essa área, ainda aberta a estudos, representa o futuro da prevenção e do tratamento da doença calculosa.

Quais são as condições que aumentam o risco da formação e da recorrência do cálculo urinário?

Nosso organismo tem mecanismos próprios para tentar evitar que a formação do cálculo ocorra, como a produção de citrato, magnésio, nefrocalcina, glicoproteínas ácidas, glicosaminoglicano, glicopeptídeo, pirofosfato, zinco, fluoreto, uropontina, ácido ribonucleico, oligometais e macromoléculas. Essas são substâncias inibidoras que impedem a aderência dos precursores da temida pedra.

Após o primeiro episódio de crise renal, 50% dos pacientes passam por um novo episódio em até 5 anos, quando apresentam baixo risco na formação. Em 10% dos casos, há recorrência frequente da doença calculosa. Quando ocorrem 3 episódios de cálculos em 3 anos, está estabelecida a alta recorrência. As ações preventivas neste grupo alcançam resultados promissores.

As condições atuais de recorrência são anatômicas, ambientais, dietéticas, metabólicas, genéticas e congênitas, a saber:

Início precoce de aparecimento do cálculo	Ocorrência na infância
História familiar	Cálculo de brushita
Cálculo de ácido úrico	Cálculo de urato
Cálculo de infecção	Síndrome metabólica
Obesidade	Diabetes tipo II
Rim único	Hiperparatireoidismo
Nefrocalcinose	Sarcoidose
Distúrbios gastrointestinais*	Cistinúria (tipo A, B e AB)
Hiperoxalúria primária	Acidose tubular renal tipo I
Xantinúria	2,8-hidroxiadeninúria
Síndrome de Lesch-Nyhan	Fibrose cística
Rim esponjo-medular ou ectasia tubular	Doença renal policística
Obstrução da junção ureteropélvica (JUP)	Obstrução da junção ureterovesical (JUV)
Estenose ureteral e uretral	Reflexo vesicoureteral
Divertículo calicinal	Rim em ferradura
Ureterocele	Corpo estranho na via excretora
Lesão medular	Bexiga neurogênica

*Doença de Crohn, retocolite ulcerativa, malabsorção intestinal, hiperoxalúria entérica por derivação urinária, ressecções e *bypass* gastrointestinais, inclusive cirurgia bariátrica.

Qual é a composição mais comum de um cálculo?

Mais frequentemente, os cálculos em adultos e em crianças são formados por sais calcários, sendo oxalato de cálcio a forma mais comum (60%), seguido de fosfato de cálcio (20%); além disso, os cálculos de fosfato e de oxalato podem estar intrinsicamente associados.

Na litíase não cálcica, as composições mais comuns incluem: ácido úrico (7%), estruvita (7%), cistina (2%) e outros (4%). Hoje em dia, há um aumento da litíase de fosfato de cálcio e uma diminuição de estruvita em razão do controle atual da infecção urinária. O cálculo de ácido úrico aumenta nos países subdesenvolvidos em razão do consumo excessivo de enlatados e à obesidade.

Quais são as características das pedras mais comuns?

Independentemente da sua composição, todas as pedras têm o mesmo potencial de gerar dor, infecção e obstrução do rim. Raramente são formadas por um único componente, sendo, em geral, de composição mista. Os elementos mineralógicos formadores e suas características estão listados na Tabela 2.1.

Tabela 2.1 Elementos mineralógicos formadores dos cálculos e suas características.

Oxalato de cálcio: o oxalato é um elemento que se junta ao cálcio no rim antes de ambos serem eliminados na urina, na forma mono ou di-hidratada. Se a ingestão de cálcio for diminuída ou se o organismo produzir mais oxalato do que o normal, há maior probabilidade de o excesso de oxalato ir se agregando até formar uma pedra. Os cálculos de oxalato de cálcio mono-hidratado possuem maior relação com excesso de oxalato na urina e com redução dos protetores contra cristalização, ao mesmo tempo que os cálculos de oxalato de cálcio di-hidratado estão mais relacionados ao excesso de cálcio na urina. Weddellita é o nome dado ao oxalato de cálcio di-hidratado pelo fato de tal substância ser encontrada no solo do mar de Weddell, na Antártida.

Fosfato de cálcio: pode se formar como apatita ou brushita (menos frequente). Quando se estabelece a alcalinização da urina (aumento do pH) como tratamento do cálculo de ácido úrico, deve-se ter cuidado para não favorecer a sua formação. Pode ocorrer também no hiperparatireoidismo primário ou na acidose tubular renal.

Ácido úrico: é um produto da metabolização de carnes (carne vermelha, frango e frutos do mar) ou do nosso próprio metabolismo corpóreo. Muito comum em países subdesenvolvidos ou em desenvolvimento, como o Brasil, em razão do crescente número de obesos e do alto consumo de carnes, enlatados e leguminosas. É mais frequente entre pacientes diabéticos porque estes possuem a urina ácida, o que favorece a cristalização do ácido úrico.

(continua)

Estruvita: na maioria das vezes é formada pela presença de bactérias Gram-negativas, mas pode ser também ser causada pelas Gram-positivas e até por fungos no rim. É formada por fosfato, amoníaco e magnésio. Assume um formato de chifre de veado ou de corais marinhos, por isso esse tipo de pedra é chamado de cálculo coraliforme. Essas bactérias mudam o pH da urina, que deveria ser ácida, e a transformam em alcalina. Essa mudança favorece a agregação de várias substâncias capazes de formar cálculos. A principal bactéria a causar isso é o *Proteus mirabilis*. Habitualmente, esse cálculo tem um crescimento imprevisível e quase sempre exige que sua extração seja cirúrgica. Seu principal alvo são as mulheres de meia idade, sendo que, para 4,5% delas, indica-se nefrectomia (retirada do rim) por perda de função, na maioria das vezes de forma silenciosa. O nome estruvita é uma homenagem a H.C.G. von Struve, naturalista russo (1722-1851). Antes era chamado de guano, um derivado das fezes de morcego que é usado como fertilizante no Peru e tem aspecto coraliforme semelhante.

Cistina (Figura 2.2): representa uma doença autossômica recessiva do transporte tubular renal e intestinal de aminoácidos dibásicos, como cistina, ornitina, lisina e arginina, acometendo 1 a 2% dos casos. A cistina é formada pela ligação de 2 moléculas de cisteína através de uma ponte dissulfeto, que a torna insolúvel. O processo tem início na infância em torno de 6 a 8% dos casos, por se tratar de erro inato do metabolismo do aminoácido. O pico do aparecimento do cálculo acontece no adulto jovem, entre 20 e 30 anos. Acontece em um ambiente ácido e exige um tratamento mais intensivo, com ingestão de até 4 litros de líquido durante dia e noite, micção programada e restrição de sal e de alimentos ricos em proteína animal.

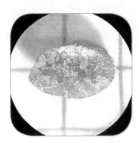

Figura 2.2 Cálculo de cistina.

(cortesia da dra. Tamara da Silva Cunha)

Qual é a importância de cada tipo de pedra? E a cor da pedra?

A importância reside nas medidas preventivas a partir do elemento principal da qual o cálculo é formado. Por meio da análise do cálculo e do estudo metabólico (urina e sangue), é possível promover a prevenção dietética e medicamentosa para evitar recorrência. Não é possível determinar o tipo de cálculo urinário pela cor ou pelo cheiro, mas algumas dicas são valiosas, como mostra a Tabela 2.2.

Tabela 2.2 Dicas para identificação de cálculos (Figura 2.3).

Cálculo escuro: oxalato de cálcio mono-hidratado

Cálculo amarelo-ouro: oxalato de cálcio di-hidratado

Cálculo amarelo-escuro: ácido úrico

Cálculo amarelo com cristais hexagonais: cistina

Ácido úrico: quando pulverizado com a fibra *laser*, exala um odor de cianeto

Cistina: exala um odor de sulfeto

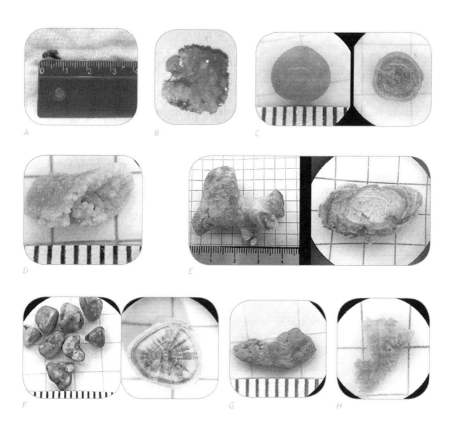

Figura 2.3 *A.* Cálculo ureteral azul. *B.* Cálculo amarelo-ouro. *C.* Cálculo amarelo-escuro: ácido úrico. *D.* Brushita. *E.* Estruvita. *F.* Oxalato de cálcio mono-hidratado. *G.* Urico. *H.* Oxalato de cálcio di-hidratado.

(A e B: cortesia do dr. Omar Nayef Fakhouri; C a H: cortesia da dra. Tamara da Silva Cunha)

Qual é a relação entre cálculo urinário e infecção urinária?

O cálculo infectado (formado por estruvita ou urato de amônio) representa um nicho de bactéria dentro da massa calcária, habitando o mesmo espaço e sem chance de lavagem ou penetração do antibiótico. Pode também obstruir a via urinária por suas dimensões e piorar a situação, culminando em hidronefrose infectada, pionefrose, abscesso renal e perirrenal de forma acelerada. Esse modelo de infecção locorregional pode se alastrar para corrente sanguínea (refluxo pielovenoso) e linfática (refluxo pielolinfático), evoluindo para perda renal irreversível, sepse urinária e êxito letal.

No outro espectro, há o cálculo obstrutivo (Figura 2.4), principalmente a litíase ureteral e na JUP, promovendo bloqueio urinário unilateral e estase urinária. O próximo passo desse sistema de alta pressão é a contaminação, seguida da proliferação bacteriana maciça. Ambos (cálculos infectados ou obstrutivos) requerem instituição de antibiótico, remoção cirúrgica (principalmente o cálculo coraliforme) e desbloqueio renoureteral na vigência da obstrução. Os fatores geradores da infecção do trato urinário (ITU) grave são a formação de biofilme e da camada de glicosaminoglicano (GAG), a lesão do epitélio urinário e a drenagem imperfeita da urina. A Tabela 2.3 compara essas 2 entidades que podem coexistir.

Diante desse cenário complexo, com a redução da oferta de novas classes de antibióticos somada à multirresistência de antibióticos no mundo, urologistas, nefrologistas e infectologistas devem detectar precocemente eventos infecciosos primários ou secundários e trabalhar principalmente na prevenção e no uso racional de antimicrobianos. Para se ter ideia, as bactérias coletadas no ato da micção, no cálculo propriamente dito ou na urina acima do cálculo obstrutivo podem ser completamente diferentes umas das outras, dificultando sobremodo o tratamento.

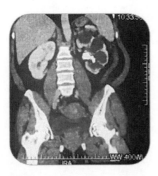

Figura 2.4 Tomografia computadorizada com contraste, evidenciando litíase obstrutiva na JUP à esquerda e hidronefrose grave.

(cortesia do dr. Bruno Vilalva Mestrinho)

Tabela 2.3 Comparação dos achados entre cálculos infectados e cálculos obstrutivos.

Achados	Cálculo de infecção (coraliforme)	Nefro/ureterolitíase obstrutiva
ITU recorrente	Frequentemente	Frequentemente
Pielonefrite/urossepse	Raramente	Frequentemente
Cálculos grandes ramificados (coraliformes)	Frequentemente	Raramente
Urina alcalina	Frequentemente	Raramente
Organismos mais comuns	*Proteus, Klebsiella, Staphylococcus, Pseudomonas, Providencia, Corynebacterium urealyticum*	*Escherichia coli, Enterococcus*
Intervenção cirúrgica	Sempre	Frequentemente
Composição do cálculo	Estruvita, fosfato de cálcio, carbonato amorfo	Oxalato de cálcio e fosfato de cálcio

Fonte: adaptada de Heilberg e Schor, 2016.

Como o citrato evita a formação do cálculo?

O citrato é considerado um inibidor da formação do cálculo, um protetor urinário. O citrato liga-se ao cálcio tornando-o mais solúvel, ou seja, capaz de se misturar em água, evitando que possa se agregar. Em cálculos já formados, o citrato se deposita na superfície, diminuindo a taxa de crescimento. Outra contribuição do citrato é se converter em bicarbonato, aumentando o pH urinário. Manter o pH urinário entre 6,2 e 6,8 faz reduzir a recorrência do cálculo de ácido úrico e até mesmo promover a dissolução (quemólise) desse tipo de cálculo. A solubilidade do ácido úrico é 10 vezes maior no pH 7,0 comparado com pH 5,0.

Uma condição chamada hipocitratúria, que significa pouco citrato na urina, acontece em 20 a 40% das pessoas que apresentam cálculo de forma crônica, podendo estar associada a outros distúrbios metabólicos. Nesses casos, recomenda-se a reposição de citrato sob orientação médica. No Brasil, temos a apresentação de citrato de potássio e de citrato de cálcio.

Bibliografia

1. Amaro JL, Tomé ALF. Proteus: palestras e reuniões, organização para preparação de Título de Especialista em Urologia – SBU/SP. São Paulo: Planmark, 2017.

2. Assimos D, Krambeck A, Miller NL, Monga M, Murad MH, Nelson CP et al. Surgical management of stones: American Urological Association/Endourological Guideline. J Urol 2016; 196(4):1153-60.

3. Baptistussi MD, Casseb G, Andrade MF. Litíase urinária: tratamento cirúrgico. In: Rocha FET, Abrantes AS, Tomé ALF. Manual de urologia de consultório. São Paulo: Planmark, 2018.

4. Calado AA, Cavalcanti GA, Foinquinos RC. Urologia geral para estudantes de Medicina. Faculdade de Ciências Médicas da Universidade de Pernambuco (UPE). Recife: Editora da UPE, 2010.

5. Danilovic A, Ferreira TAC. Litíase urinária: tratamento clínico. In: Rocha FET, Abrantes AS, Tomé ALF. Manual de urologia de consultório. São Paulo: Planmark, 2018.

6. European Association of Urology (EAU). Pocket guidelines. Edição 2018. Versão para a língua portuguesa por Sociedade Brasileira de Urologia. Rio de Janeiro: SBU, 2018.

7. Gomes PN. Profilaxia da litíase renal. Acta urológica 2005; 22(3):47-56.

8. Heilberg IP, Schor N. Cálculo renal: investigação e terapêutica. 1.ed. Piracicaba: Balieiro, 2016.

9. Krambeck AE, Lieske JC. Infection-related kidney stones. Clinic Rev Bone Miner Metab 2011; 9:218-28.

10. McDougal WS, Wein AJ, Kavoussi LR, Partin AW, Peters CA. Campbell-Walsh urology. 11.ed. Philadelphia: Elsevier, 2015.

11. Nardozza Júnior A, Zerati Filho M, Reis RB. Urologia fundamental. 1.ed. São Paulo: Planmark, 2010.

12. Nova TP, Oliveira P, Vinhaes AFJ. Cólica renal. Rev Med Bras 2007; 64(6):243-8.

13. Reynard J, Brewster S, Biers S. Oxford handbook of urology. 3.ed. Oxford: Oxford University Press, 2013.

14. Rhoden EL. Urologia no consultório. 1.ed. São Paulo: Artmed, 2009.

15. Schor N, Heilberg IP. Litíase renal – manual prático. Uso diário ambulatorial e hospitalar. Piracicaba: Balieiro, 2015.

16. Sivaguru M, Saw JJ, Fouke BW. Geobiology reveals how human kidney stones dissolve in vivo. Scientific Reports 2018; 8:13731.

17. Tanagho EA, McAninch JW. Urologia geral de Smith. 16.ed. Barueri: Manole, 2004.

Epidemiologia do cálculo urinário

THIAGO NUNES FIGUEIREDO CABRAL
LUCAS MARTINS FERREIRA GUIMARÃES
JOSÉ CRISTIANO DA SILVEIRA

O cálculo renal é mais comum no homem ou na mulher?

No passado, o cálculo renal era 2 a 3 vezes mais frequente nos homens do que nas mulheres. Nos Estados Unidos, a proporção atual é de 1,3 homem para 1 mulher. Algumas das explicações para o predomínio masculino são o consumo maior de proteínas e a maior perda de líquido pelos homens. Por outro lado, mulheres retêm mais urina e ingerem menos líquido, resultando em risco de formação de pedra.

Parece que o estrogênio confere um papel protetor nas mulheres, principalmente nas grávidas, por aumentar a produção de citrato endógeno. Um estudo de 2018 associa positivamente o *status* pós-menopausa natural ou cirúrgica e o risco aumentado de cálculo renal. Já a testosterona elimina mais oxalato na urina dos homens, promovendo a litogênese.

O cálculo renal é muito frequente na população?

Em 2015, a frequência de cálculo urinário foi de 22,1 milhões no mundo, com 16.100 mortes. O aparecimento de novos casos é de 1 a 15% e vem aumentando na população em razão da alimentação não saudável incorporada no Ocidente e às mudanças climáticas globais. Em 1980, 3,8% da população mundial apresentava cálculos. Em 1994, esse número subiu para 5,2% e, em 2010, para 9%. Segundo o mesmo estudo, nos últimos 30 anos a porcentagem de mulheres com cálculos subiu de 25 para 35% do total de casos. Emirados Árabes Unidos e Arábia Saudita lideram com 20% da população, seguidos dos Estados Unidos (12 a 15%), Canadá (12%) e Europa (9%). Há menor risco no Japão e na Austrália.

E no Brasil?

Estima-se a prevalência de 10% no Brasil. Por se tratar de um país tropical e em desenvolvimento, a incidência da doença calculosa só aumenta, em especial no que diz respeito aos cálculos de ácido úrico. Em relação ao aspecto cirúrgico, segundo dados do Datasus/Ministério da Saúde, houve um aumento de 10% dos gastos em cirurgias para litíase urinária entre os anos de 2011 e 2014, representando 0,61% das internações hospitalares da rede pública, mesmo com a carência de tecnologia no diagnóstico (presença de especialistas como urologistas, nefrologistas e radiologistas e disponibilidade de tomografia computadorizada) e no tratamento (presença de urologistas e de anestesistas e disponibilidade de LECO, ureterorrenolitotripsia e cirurgia renal percutânea). Os pacientes hospitalizados nesse período tinham média de idade de 36,9 anos, com predomínio entre 20 e 49 anos. O sexo feminino prevaleceu em 51,1% dos casos, talvez explicado pelo acesso maior das mulheres aos serviços de saúde. Para se ter ideia do atraso brasileiro, o Sistema Único de Saúde (SUS) adotou o código de ureterorrenolitotripsia (tratamento cirúrgico endoscópico minimamente invasivo) apenas este ano ao rol da Agência Nacional de Saúde Suplementar (ANS). Não há dados disponíveis em relação à medicina privada brasileira.

O clima está relacionado ao aparecimento do cálculo urinário?

As pessoas que moram em regiões tropicais, áridas, de clima seco ou montanhosas, principalmente na época do verão, com baixa umidade do ar ou que usam ar-condicionado no trabalho, têm maior risco de ter uma crise renal. Na época de seca, há maior perda de água pelo corpo por meio do suor, respiração, fezes e urina. O aumento de 1 grau na temperatura eleva em 2,8% as crises renais, e a cada hora de luz solar no dia (insolação) a incidência de cálculo urinário é elevada em 0,2%.

E as profissões?

Os operários da siderurgia, fundição, mineração, padaria, ambulantes, motoristas de ônibus, esportistas, frequentadores de sauna, policiais e cozinheiros apresentam maior risco de formação de cálculos. Tal situação atinge predominantemente adultos jovens, concorrendo para maior absenteísmo no serviço. Como não é possível evitar o calor, é necessário se manter sempre hidratado.

Pessoas expostas ao sol produzem mais vitamina D e perdem mais líquido pelo suor, resultando em mais cálculo. Pessoas expostas ao chumbo e ao cádmio (mineração e tabagismo) e a vasilhames de plástico (reúso de garrafa PET) têm maiores chances de formar cálculos urinários. O uso de uniformes ou de cintos apertados, sobretudo em militares e em dançarinas, promove a "síndrome do corpete", dificultando o peristaltismo ureteral pleno e causando retenção urinária renal.

Em que idade geralmente aparece o primeiro cálculo?

No homem, o cálculo pode surgir a partir dos 20 anos, mas o pico de probabilidade ocorre entre 30 e 40 anos. Já nas mulheres, o pico é ao redor dos 30 anos. Isso acontece porque os cálculos de oxalato de cálcio ocorrem, em geral, a partir da juventude. Por outro lado, os cálculos de ácido úrico são mais frequentes após os 48 anos de idade, refletindo um ambiente de doenças existentes (diabetes) e hábitos dietéticos (alta ingestão proteica).

O cálculo ocorre mais frequentemente em adultos, sendo mais raro em idosos e, por último, em crianças. Em idosos, cálculos são pouco frequentes porque há uma diminuição expressiva da função renal e, com isso, uma diminuição da saturação do oxalato e do fosfato de cálcio. Em crianças, as causas mais frequentes são, em ordem decrescente, malformação urinária, infecção urinária e distúrbio metabólico.

Quem já teve um cálculo renal tem mais probabilidade de recorrência?

Sim. A recorrência do cálculo é de 26 a 50% após um primeiro episódio, sendo mais comum nos homens. A recidiva após o primeiro episódio é de 10 a 15% em um ano e de 35 a 50% em 5 anos. O tratamento clínico (aumento da ingestão de líquido, perda de peso e consumo menor de proteínas e de sal) pode reduzir o reaparecimento do cálculo pela metade. Em média, há

3 eventos de cólica renal durante a vida e um período de 9 anos entre as crises em 90% dos formadores de cálculo de baixo risco. Essa apresentação bem espaçada coíbe sobremaneira o tratamento entre as crises, por descuido ou esquecimento dos pacientes e dos médicos.

Formadores de cálculo urinário têm diurese, em média, de 250 a 350 mL a menos que a população geral (sem cálculos). Interessante é que alguns dos pacientes em crise renal clássica no pronto-socorro não têm o cálculo confirmado nos exames de imagem. De fato, os resultados podem refletir eliminação do cálculo, espasmo ureteral ou até mesmo outro diagnóstico.

Predomina em alguma etnia? Existe fator familiar?

Em ordem de frequência, o cálculo aparece mais em brancos, asiáticos, afro-americanos e, mais raramente, em índios. Entretanto, deve-se levar em conta que mais de um terço da população brasileira é formado por uma mistura de várias raças.

A predisposição familiar para a formação do cálculo está entre 25 e 55% dos familiares de primeiro grau (pai, irmão ou filho). É considerada pela genética clínica uma herança poligênica de penetrância incompleta. Estudos demonstram situações interessantes: cônjuges têm mais cálculos por compartilhar o mesmo estilo de vida, astronautas no espaço são formadores agudos de cálculos e soldados na guerra têm menos cálculos por não terem acesso à dieta litogênica, apesar de maior perda e menor consumo de líquido.

Pessoas diabéticas têm mais chance de ter cálculo?

Essas pessoas são mais propensas à cristalização urinária, que é um dos primeiros passos para a formação do cálculo. Pessoas com sobrepeso, obesos mórbidos e aquelas com hábitos alimentares inadequados têm 30% mais chance de ter cálculo do que indivíduos não obesos, sobretudo pela associação com diabetes, resistência insulínica e maior acidez na urina (o que eleva o risco de cálculo de ácido úrico). Outra justificativa para a formação de cálculo em diabéticos é o excesso de urina (desidratação), carreado pela glicosúria (diurese osmótica) e pela predisposição à infecção urinária de repetição. A infecção do trato urinário no diabético tem vários fatores causadores de gravidade, a saber: hiperglicemia, candidíase genital, neurovasculopatia, cistopatia, nefropatia, prolapso urogenital, disfunção neutrofílica e diminuição do mecanismo de defesa.

E os obesos? E os sedentários?

O ambiente de supersaturação de sódio, oxalato e ácido úrico, aliado a menos citrato e ao pH mais ácido da urina dos obesos, concorre para mais urolitíase. A urina é um composto ácido porque expressa o produto do metabolismo corpóreo, principalmente o metabolismo proteico nos obesos.

Estudos mostram que pessoas sedentárias são mais acometidas por cálculo e, por isso, uma das estratégias é perder peso, exercitando-se regularmente e com orientação de nutricionistas e de educadores físicos. Quem pratica exercício regularmente consegue mobilizar o cálculo na sua origem quando pequeno, aumentando a chance de eliminação precoce, sem repercussão dolorosa. Além dos ganhos sobre a redução do risco de cristalização urinária, a prática regular e orientada de exercícios contribui para a redução do risco cardiovascular.

BIBLIOGRAFIA

1. Amaro JL, Tomé ALF. Proteus: palestras e reuniões, organização para preparação de Título de Especialista em Urologia – SBU/SP. São Paulo: Planmark, 2017.

2. Domingos F, Serra MA. História da litíase urinária – os primórdios da nefrologia. Rev Port Nefrol Hipert 2004; 18(3):143-53.

3. GBD 2015 Disease and Injury Incidence and Prevalence Collaborators. Global, regional, and national incidence, prevalence, and years lived with disability for 310 diseases and injuries, 1990-2015: a systematic analysis for the Global Burden of Disease Study 2015. Lancet 2016; 388(10053):1542-602.

4. Heilberg IP, Schor, N. Cálculo renal: investigação e terapêutica. 1.ed. Piracicaba: Balieiro, 2016.

5. Junior NA, Filho MZ, Reis RB. Urologia fundamental - Sociedade Brasileira de Urologia. 1.ed. São Paulo: Planmark, 2010.

6. Mazzucchi E, Srougi M. O que há de novo no diagnóstico e tratamento da litíase urinária? Rev Assoc Med Bras 2009; 55(6):723-8.

7. McDougal WS, Wein AJ, Kavoussi LR, Partin AW, Peters CA. Campbell-Walsh urology. 11.ed. Philadelphia: Elsevier, 2015.

8. Nardozza JA, Reis RB, Campos RSM. Manual de urologia. São Paulo: Planmark, 2010.

9. Oliveira ECM, Freitas CLC, Teodósio MR. Nutrientes, líquidos e fibras na formação de cálculos renais. Rev Bras Nutr Clin 2003; 18(3):142-8.

10. Petroian A, Oliveira Neto JE, Alberti LR. Dados epidemiológicos da litíase renal em hospital de referência em Belo Horizonte. Medicina (Ribeirão Preto) 2001; 34(1):85-8.

11. Prochaska M, Taylor EN, Curhan G. Menopause and risk of kidney stones. J Urol 2018; 200(4):823-8.

12. Reis RB, Filho JCST, Simões FA. Guia rápido de urologia. 1.ed. São Paulo: Lemar, 2012.

13. Reynard J, Brewster S, Biers S. Oxford handbook of urology. 3.ed. Oxford: Oxford University Press, 2013.

14. Schor N, Heilberg IP. Litíase renal – Manual prático. Uso diário ambulatorial e hospitalar. Piracicaba: Balieiro, 2015.

15. Silva ALG. Principais aspectos epidemiológicos de pacientes com nefrolitíase no Hospital Universitário de Salvador-Bahia [Monografia]. Salvador: Universidade Federal da Bahia – Faculdade de Medicina da Bahia, 2013.

16. Tanagho EA, McAninch JW. Urologia geral de Smith e Tanagho. 16.ed. Barueri: Manole, 2007.

17. Türk C, Neisius A, Petrik A, Seitz C, Skolarikos A, Tepeler A et al. EAU Guidelines on urolithiasis. European Association of Urology. Edição 2017. Disponível em: <https://uroweb.org/wp-content/uploads/EAU-Guidelines-on-Urolithiasis_2017_10-05V2.pdf>. Acesso em: 27 mai. 2019.

Seção II

O cálculo na via urinária

CAPÍTULO 4

Cálculo no rim – nefrolitíase

ALDO ROBERTO FERRINI FILHO
JONATAS FERNANDES DA SILVA CAMELO
JOSÉ DE RIBAMAR DA COSTA MENDES JÚNIOR

O que é um cálculo renal?

Cálculo renal é uma concreção localizada no início da via excretora, no interior do rim, entre a papila renal (transição entre o córtex e a medula renal) e a junção ureteropélvica (transição entre a pelve renal e o ureter proximal). Afeta, em média, 5 a 12% da população dos países industrializados. Representa a agregação de cristais em uma matriz orgânica. Essa matriz constitui apenas 2 a 10% do peso da concreção e serve, nesse caso, como esqueleto ou arcabouço do cálculo urinário.

O cálculo fora da via excretora que está localizado no córtex renal é denominado calcificação intraparenquimatosa e está fora de cogitação de tratamento, já que não obstrui o fluxo urinário. Quando essa calcificação é extensa e esparsa, denomina-se nefrocalcinose e é um fator de risco para formação de cálculo renal. Nesse caso, deve-se sempre pensar em desordens genéticas (doença de Dent, síndrome de Bartter e rim esponjo-medular), hiperparatireoidismo primário, acidose tubular renal, hiperoxalúria, sarcoidose, uso crônico de furosemida e de glicocorticoide. Outra calcificação não patológica no parênquima renal se chama leite de cálcio. É um líquido rico em cálcio, presente em cistos renais e em divertículos calicinais, sem repercussão clínica e que pode coexistir com cálculo na via excretora.

Como se classificam os cálculos renais conforme a topografia?

Eles podem ser: calicinais (localizado em um ou nos demais cálices), dos polos (inferior, médio e superior), da pelve renal, da junção ureteropélvica (JUP) e coraliforme (cálculo grande que ocupa maior parte da pelve renal e dos cálices).

E a classificação conforme a origem?

Sem associação à infecção: oxalato de cálcio, fosfato de cálcio e ácido úrico.

Com associação à infecção: fosfato de amônio magnésio, fosfato de cálcio carbonatado amorfo e urato de amônio.

Secundários a defeitos genéticos: cistina, xantina, fibrose cística, hipomagnesemia familiar com hipercalciúria e nefrocalcinose (HFHN), deficiência de adenina-fosforibosiltransferase (2,8-hidroxiadenina), síndrome de Bartter (tubulopatia perdedora de sal) e doença de Dent (alteração ligada ao cromossomo X que promove disfunção do túbulo proximal, formação de cálculo urinário e insuficiência renal crônica).

Secundários a distúrbios metabólicos: hipercalciúria idiopática, hiperexcreção de ácido úrico, hiperoxalúria, cistinúria, hipocitratúria e hipomagnesiúria.

Sujeitos a alterações do pH urinário: urina alcalina (acidose tubular renal ou infecção por germes produtores de urease) e urina ácida (diátese gotosa, diabetes e obesidade).

Drogas indutoras de cálculos (1 a 2% dos casos) ou *drug stones*

Diurético de alça	Metotrexato	Mesalazina
Metoxiflurano	Laxantes em excesso	Orlistate
Amoxicilina	Cálcio	Sulfadiazina
Alopurinol	Ampicilina	Topiramato
Quinolona	Hidróxido de magnésio	Melamina
Guaifenasina/efedrina	Hidróxido de alumínio	Lítio
Acetazolamida	Trissilicato de magnésio	Zonisamida
Antirretrovirais	Aciclovir	Trianterneno
Etilenoglicol	Ceftriaxona	Megadose de vitamina C e D
Inibidores de protease	Fenitoína	Sulfa

Quais são os constituintes do cálculo?

Oxalato de cálcio mono-hidratado (whewellita)	Oxalato de cálcio di-hidratado (weddellita)
Fosfato de cálcio (apatita)	Hidrogenofosfato de cálcio (brushita)
Fosfato de amônio magnesiano (estruvita)	Exposição ao chumbo
Ácido úrico (uricita)	Urato de amônio
Apatita carbonato-fosfato (dahlita)	Cistina
Xantina	2,8-hidroxiadenina
Drug stones	Calcita
Carbonato de cálcio (aragonita)	Proteína
Colesterol	Matriz
Melamina	Corpo estranho
Fosfato tricálcico (whitlockite)	Magnésio-ácido fosfato tri-hidratado (newberyta)
Fosfato de amônio-magnésio mono-hidratado (dittmarita)	Sílica (silicato)
Fosfato octacálcico	Urato de sódio mono-hidratado
Cálcio hidroxil-fosfato (carbonato apatita)	Urato de potássio
Fungus ball	Causa desconhecida

Além dos cálculos, quais são as outras causas de obstrução renal?

A obstrução renal é causada por cálculo em 90 a 95% dos pacientes. No restante dos casos, os pacientes possuem outras causas de obstrução do trato urinário, como estenose de junção ureteropélvica (JUP) e ureteral, tumores corticais e uroteliais, coágulos renais e ureterais, atonia ureteral por pielonefrite, necrose papilar, processos neoplásicos de tumores adjacentes, aneurisma (aórtico abdominal, renal e das ilíacas), fibrose retroperitoneal, ureter retrocava, inserção alta do ureter, debris, infecção fúngica (fungus ball), endometriose, iatrogenia cirúrgica, dispositivos urológicos e corpo estranho.

Como se caracteriza a dor do cálculo renal?

A dor do tipo cólica é o sintoma mais frequente e está diretamente associado à obstrução do sistema urinário. Cálculos na pelve renal podem produzir obstrução, causando dor. Cálculos coraliformes geralmente não cursam com dor no primeiro momento, já que não causam obstrução. Febre associada à cólica alerta para a possibilidade de infecção urinária aguda. Cálculos podem obstruir o infundíbulo dos cálices ou o colo dos divertículos calicinais, promovendo dor episódica e intermitente. De interesse estatístico, 25% dos cálculos detectados estão nos rins e 75%, nos ureteres.

Na maior parte das vezes, o cálculo renal em formação fica estacionado, preso na papila renal e sem repercussão na via urinária. Em algumas situações desconhecidas, esse cálculo pode inflamar a papila renal (papilite) ou se movimentar, obstruindo os infundíbulos calicinais ou a pelve renal em um mecanismo de válvula, distendendo a via urinária, com ou sem infecção. Nessas condições, a dor se instala. Em um estudo da Coreia que acompanhou pacientes assintomáticos com cálculo renal por 30 meses, 50% permaneceram assintomáticos, em 25% dos casos houve eliminação espontânea do cálculo e nos outros 25%, necessidade de intervenção cirúrgica no rim ou no ureter. Parece que o tamanho de 5 mm em diante faz o cálculo descolar da papila renal e entrar no fluxo urinário em direção ao ureter.

Já a cólica de origem ureteral é mais florida, no sentido de obstrução maior e com mais dor, seguindo o trajeto renoureteral. Na de origem renal, na maior parte das vezes, é assintomática e, se a dor for presente, atinge a região mais alta no dorso. Há necessidade de exame de imagem para definição do caso e do prognóstico. Às vezes, o cálculo ureteral já passou, e o exame revela apenas o cálculo no rim ou até mesmo nenhum cálculo, mas a dor persiste. Essa situação corriqueira é denominada de *status* pós-passagem e deve ser tratada com analgésico forte.

Cálculos urinários podem ser descobertos acidentalmente após exames de imagem?

Hoje, com o advento da tecnologia e maior acesso aos serviços de saúde, há mais diagnósticos de cálculo urinário, assintomático ou não. Os casos sem sintomas são denominados incidentalomas, por se tratarem de achados casuais. Independentemente da motivação da realização do exame, o tratamento deve ser instituído com o acompanhamento do urologista ou do nefrologista. O cálculo renal pode ser único ou múltiplo, bilateral ou em associação com cálculo ureteral, e essas características serão decisivas para o tratamento. Por exemplo, cálculos múltiplos podem ser melhor abordados por cirurgia intrarrenal retrógrada (RIRS), se pequenos, e por cirurgia renal percutânea, quando maiores, em comparação com litotripsia extracorpórea (LECO), por sua dificuldade na localização. Cálculos ureterais e renais concomitantes e ipsilaterais podem ser abordados na sequência por RIRS.

Cálculos renais pequenos, em torno de 5 mm, requerem tratamento cirúrgico?

Uma das estratégias é fazer acompanhamento anual e esperar por 2 a 3 anos. Em caso de crescimento (aumento de 5 mm do tamanho inicial), obstrução urinária, infecção sobreposta, hematúria espoliativa e dor aguda ou crônica intratável, a intervenção se fortalece nesse intervalo de tempo, devendo levar em consideração a opinião do paciente, seus aspectos profissionais, sua condição de viajar com frequência e suas comorbidades. Em caso de cálculos acima de 10 mm ou abaixo de 10 mm em pacientes que vivem em locais que não têm serviços de saúde com perspectiva de tratamento adequado, institui-se tratamento cirúrgico, pois a sequência natural é de complicações graves e perda renal.

A European Association of Urology (EAU) estabelece, em sua diretriz de 2018, o fluxograma da Figura 4.1 como orientador do tratamento da nefrolitíase se houver indicação de remoção ativa do cálculo renal, em função dos melhores resultados e menores complicações. Para maior esclarecimento da diretriz, os fatores desfavoráveis para tratamento por LECO nos cálculos em cálice inferior entre 10 e 20 mm são os cálculos formados por cistina, oxalato mono-hidratado e brushita, por serem extremamente duros. Os fatores desfavoráveis para tratamento do cálculo renal entre 10 e 20 mm no polo inferior são: ângulo infundíbulo-pélvico menor que 90 graus, infundíbulo estreito (menor que 5 mm) e longo (maior que 10 mm). Esses fatores favorecem a cirurgia renal percutânea.

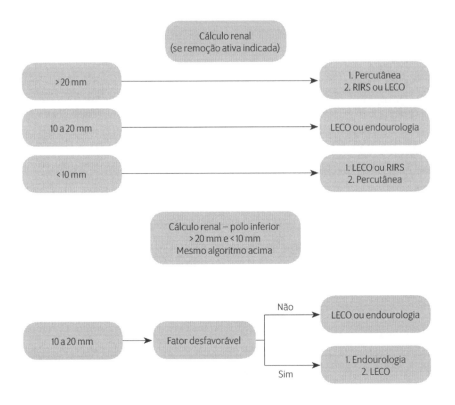

Figura 4.1 Diretriz de 2018 da European Association of Urology (EAU) para o tratamento da nefrolitíase se houver indicação de remoção ativa do cálculo renal.

Fonte: adaptada de EAU, 2018.

RIRS: cirurgia intrarrenal retrógrada; endourologia: percutânea e ureterorrenolitotripsia.

O que fazer com os fragmentos residuais?

O conceito "taxa livre de cálculo" (*stone-free rate*) não é padronizado na literatura mundial e isso causa conflito entre publicações, instituições, médicos e, sobretudo, pacientes. Após instituir o tratamento por LECO, cirurgia intrarrenal retrógrada ou cirurgia renal percutânea, há a chance de se deixar para trás fragmentos, que podem infectar, crescer ou obstruir o rim ou o ureter. Na literatura mundial, 21 a 59% dos fragmentos residuais pós-tratamento necessitam de retratamento em 5 anos. São erroneamente considerados fragmentos residuais clinicamente insignificantes (do inglês *clinically insignificant residual stones/fragments*) porque, quando medem entre 2 e 4 mm na história natural, eles recrescem de 12 a 48% no período de 2 a 3 anos. Realizar exames de imagem (ultrassonografia ou tomografia computadorizada) logo após a terapêutica talvez não seja necessário. Entretanto, advoga-se a reimagem do trato urinário após 3 meses para evitar o fenômeno da hidronefrose silenciosa, que, como diz o nome, resulta na perda do rim sem causar sintomas. Se houver fragmentos residuais consistentes, o caso já é considerado de recorrência alta e talvez a reabordagem cirúrgica seja a solução definitiva.

O que é um cálculo coraliforme?

O cálculo coraliforme é um tipo de cálculo grande localizado na pelve renal que apresenta uma extensão em 1, 2 ou nos 3 cálices renais (Figura 4.2), e sua composição pode variar de acordo com o tipo de alteração urinária mais importante. Em países em desenvolvimento, aproximadamente 75% dos cálculos coraliformes são relacionados à infecção urinária de repetição e são compostos por estruvita, uma mistura de fosfato, amônio e magnésio, sendo associados ou não ao fosfato de cálcio carbonatado amorfo. Esse tipo de cálculo afeta 1 a 1,5% da população (cerca de 10% de todos os casos de cálculo) e é mais comum em mulheres e em obesos acima dos 50 anos. Acomete também crianças com alterações metabólicas ou anatômicas graves e pode ser bilateral (Figuras 4.3 e 4.4).

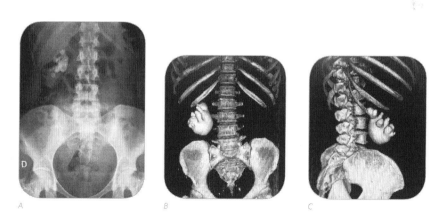

A   *B*   *C*

Figura 4.2 *A.* Radiografia mostrando cálculo coraliforme em rim direito. *B* e *C.* Tomografia mostrando cálculo coraliforme completo à direita.

(A: cortesia do dr. José de Ribamar da Costa Mendes Júnior; B e C: cortesia do dr. Marcus Vinicius Osório Maroccolo)

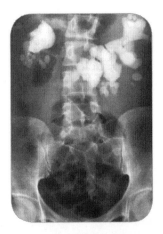

Figura 4.3 Radiografia mostrando volumoso cálculo renal bilateral.

(cortesia do dr. Marcus Vinicius Osório Maroccolo)

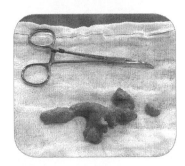

Figura 4.4 Cálculo coraliforme completo.

(cortesia do dr. Berthran Severo Garcia)

O cálculo de estruvita é considerado um cálculo infeccioso formado a partir de bactérias que desdobram a ureia em amônia e gás carbônico (bactérias desdobradoras produtoras de urease). A amônia se liga ao hidrogênio e forma o amônio, tornando o ambiente alcalino e propício para formação do cálculo coraliforme ou dendrítico. A bactéria mais relacionada é a cepa de *Proteus mirabilis*, mas outras podem estar envolvidas, consideradas obrigatórias ou facultativas, como mostra a Tabela 4.1.

Os fatores predisponentes para formação do cálculo infeccioso de estruvita são:
- bexiga neurogênica;
- derivação urinária continente;
- corpo estranho;
- cateter urinário de demora;
- hiperplasia benigna da próstata;

- cistocele;
- obstrução da JUP e da JUV;
- lesão medular;
- conduto ileal;
- malformação renal;
- estenose uretral e ureteral;
- divertículo calicinal e vesical.

Tabela 4.1 Bactérias relacionadas com a formação de cálculo de estruvita.

Obrigatórias	Facultativas
Proteus spp	*Staphylococcus spp*
Providencia rettgeri	*Enterobacter gergoviae*
Corynebacterium urealyticum	*Providencia stuartii*
Morganella morganii	*Klebsiella spp*
Ureaplasma urealyticum	*Serratia marcescens*

Como se classifica e qual é o tratamento atual do cálculo coraliforme?

O cálculo coraliforme é classificado como completo (ocupa a pelve e os 3 cálices maiores), incompleto (ocupa a pelve e um ou dois cálices maiores) e complexo (coraliforme completo ou incompleto com alguma outra malformação, como estenose de JUP, rim pélvico, duplicação renoureteral ou rim mal rodado – Figura 4.5). A abordagem cirúrgica do coraliforme complexo é desafiadora, de mau prognóstico na preservação da unidade renal acometida e com grande chance de recidiva precoce.

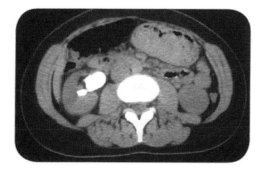

Figura 4.5 Tomografia mostrando rim mal rodado com cálculo coraliforme.

(cortesia do dr. José de Ribamar da Costa Mendes Júnior)

O tratamento do cálculo coraliforme é preconizado para prevenir perda da função renal e evitar infecção persistente. As técnicas endourológicas ou minimamente invasivas apresentam grande eficácia e segurança, reservando-se a cirurgia aberta e o tratamento clínico para casos específicos. A técnica atual para tratamento do cálculo coraliforme é representada em especial pela cirurgia renal ou nefrolitotripsia percutânea. A cirurgia aberta é representada pela nefrolitotomia anatrófica (com sucesso em 80% dos casos) e pela nefrectomia total ou parcial, a depender da viabilidade renal. Nos casos não operáveis, os clínicos prescrevem ácido aceto-hidroxâmico, contudo com maus resultados. Pode-se acidificar a urina com cloreto de amônio ou metionina. Portador de cálculo coraliforme que não quer ser operado ou com contraindicação absoluta pode morrer em 9 a 30% dos casos em razão de complicações como septicemia, pionefrose e abscesso renal ou perirrenal.

Bibliografia

1. Assimos D, Krambeck A, Miller NL, Monga M, Murad MH, Nelson CP et al. Surgical management of stones: American Urological Association/Endourological Guideline. J Urol 2016; 196(4):1153-60.

2. Esquena S, Millán-Rodríguez F, Sánchez-Martín FM, Barón FR, Marchant F, Mavrich HV. Cólico renal: revisión de la literatura y evidencia científica. Actas Urol Esp 2006; 30(3).

3. Marques JJ, Muresan C, Lúcio R, Lameida M, Melo P, Correia R et al. Litíase coraliforme: caso clínico raro e complicado. Acta Urológica 2011; 4:58-61.

4. Rodrigues NNJ, Wroclawski ER. Urologia: fundamentos para o clínico. São Paulo: Sarvier, 2001. p.169-79.

5. Türk C, Neisius A, Petrik A, Seitz C, Skolarikos A, Tepeler A et al. EAU Guidelines on urolithiasis. European Association of Urology. Edição 2017. Disponível em: <https://uroweb.org/wp-content/uploads/EAU-Guidelines-on-Urolithiasis_2017_10-05V2.pdf>. Acesso em: 27 mai. 2019.

6. Zerati Filho M, Nardozza Júnior A, Reis RB. Urologia fundamental. São Paulo: Planmark, 2010.

Cálculo no ureter – ureterolitíase

GABRIELA BERNARDES MACHADO DE JESUS
UDENBERGH NÓBREGA DA SILVA
LEONARDO COSTA NÓBREGA

O que é o marca-passo renoureteral?

O marca-passo é formado por células mioneurais especializadas (*Cajal-like cells*, à semelhança das células intestinais) que promovem contrações musculares coordenadas na região pielocalicinal em direção ao trajeto ureteral, de cima para baixo. Representa o peristaltismo ureteral suave e efetivo, com 2 a 6 contrações por minuto, em uma velocidade de 3 a 6 cm por segundo e com pressão intraureteral protetiva de 0 a 5 cmH_2O. Funciona através de um reflexo miogênico mediado por neurotransmissores (simpático, parassimpático, óxido nítrico e prostaglandina), que está presente mesmo nos rins transplantados desnervados. Quando o ureter está obstruído por cálculo, a pressão varia de 20 a 80 cmH_2O, sendo que acima de 30 cmH_2O já apresenta sinais de dor. Esse aumento não linear da pressão desprograma o marca-passo renal e promove contrações não efetivas e dolorosas.

Qual é a origem do cálculo no ureter?

O ureter tem entre 24 e 30 cm e, através do peristaltismo ureteral, direciona cálculos formados nos rins para os locais mais estreitos do ureter. O grau de obstrução da saída da urina pelo ureter ocasiona distensão aguda da cápsula renal, culminando raramente em explosão do fórnix (Figuras 5.1 e 5.2), a estrutura mais frágil do sistema coletor. A dilatação nada mais é do que uma tentativa de aumentar o continente (pelve, cálices, junção ureteropiélica e ureter acima do bloqueio) para comportar o conteúdo (urina bloqueada), mas existe um limite.

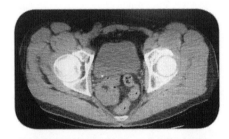

Figura 5.1 Cálculo ureteral distal pequeno visto por tomografia computadorizada (TC).

(cortesia do dr. José de Ribamar da Costa Mendes Júnior)

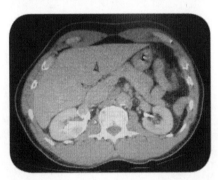

Figura 5.2 Explosão do fórnix renal direito secundário ao mesmo cálculo ureteral.

(cortesia do dr. José de Ribamar da Costa Mendes Júnior)

Quais são os sintomas relacionados?

As manifestações clínicas dependem de vários fatores: tamanho, localização, impactação do cálculo, duração, grau de obstrução, presença de infecção urinária e sintomas de insuficiência renal aguda (uremia). Ocorre dor de alta intensidade, em cólica ou em queimação, que pode se irradiar para dorso (costas), pelve (base do abdome), região inguinal, testículo ou grande lábio vaginal.

Mal-estar, náuseas, vômitos, impactação fecal, diarreia, sudorese, palidez cutânea, sangramento urinário, aumento da frequência urinária e diminuição do reflexo da micção também ocorrem. Pode haver parada da produção de urina quando o ureter é acometido bilateralmente (anúria) ou no paciente de um rim só (monorrenal). Já na suspeita de infecção urinária, febre, calafrios, adinamia, falta de ar, hipotensão, queda do estado geral e perda de apetite estão presentes.

Como se caracteriza a dor do cálculo ureteral?

Quando a pedra sai do rim e desce pelo ureter, ela impacta nesse canal, causando dor; é um evento abrupto, inesperado e sem causa aparente. Deve-se imaginar o ureter como um canudo acoplado a uma boca que se liga ao rim; até chegar à bexiga, esse canudo afina um pouco. Se a pedra for grande demais para esse canudo, em algum momento ela vai ficar represada e causar a distensão da pelve renal e da cápsula renal. Levando em conta que pelo ureter só deveria passar urina, que é sempre líquida, a passagem da pedra é muito lesiva, originando cólicas ou contrações intensas nas costas, barriga e genitais. Muito embora a pessoa urine menos porque a pedra impede a passagem da urina de um dos ureteres para a bexiga, às vezes, de forma compensatória, o outro rim funciona mais, aumentando o débito urinário.

Os cálculos ureterais podem ser eliminados espontaneamente?

Em relação à localização, em linhas gerais, independentemente do tamanho do cálculo, a chance de eliminação espontânea da pedra é de 50% no ureter distal, 25% no ureter médio e 10% no ureter proximal em alguns dias ou semanas. Os cálculos ureterais menores que 5 mm, independentemente da posição que estão impactados, têm 68% de chance de eliminação espontânea, e os cálculos entre 5 e 10 mm têm 47% de chance de eliminação. Na estatística mundial, 95% dos pacientes eliminam cálculos de 4 mm em 40 dias. Esses cálculos chegam na bexiga, atravessam o colo vesical e a uretra e são eliminados no ato miccional, sendo reconhecidos ou não. Por exemplo, quando capturados através de um coador ou com as próprias mãos, sugerimos que sejam entregues a um laboratório para serem examinados.

Entretanto, cálculo igual ou maior que 10 mm ou a não tolerância da eliminação espontânea do paciente podem indicar necessidade de intervenção cirúrgica, como preconiza a American Urological Association (AUA). Segundo a European Association of Urology (EAU), talvez a nota de corte (*cut-off*) do tamanho do cálculo a ser abordado cirurgicamente seja de 6 mm em vez de 10 mm, o que geraria um impacto econômico enorme e provavelmente menor sofrimento.

Às vezes, contrariando os dados da literatura urológica, a despeito do que vemos na prática clínica, um cálculo pequeno de 3 a 4 mm impactado na JUV causa sintomas intensos, com evolução precoce para estigmas de insuficiência renal aguda e de infecção clínico-laboratorial, podendo proporcionar desfecho desfavorável. Nesses casos, é possível encontrar, na operação desobstrutiva, uma estenose puntiforme da JUV, justificando a não progressão do cálculo. Essa abordagem deve ser discutida e esclarecida entre o cirurgião e o paciente/família, pesando risco e benefícios.

Quais são as complicações da impactação no ureter?

A obstrução é o primeiro achado na impactação do cálculo no ureter, podendo causar dilatação e infecção da via urinária (Figura 5.3). Esse evento obstrutivo causa ureterite (inflamação do ureter), estreitando a sua luz e dificultando a saída dos cálculos. Em semanas, a dilatação do rim transforma-se em algo mais sério (hidronefrose moderada a grave), com afilamento do parênquima e exclusão renal ("saco de urina"). A gravidade e a duração da obstrução urinária além de 4 a 6 semanas podem causar lesão ureteral, sepse, infecção urinária e, raramente, perda renal e óbito do paciente.

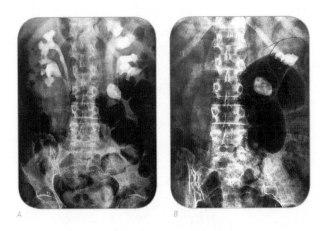

Figura 5.3 *A* e *B*. Cálculo ureteral proximal esquerdo impactado em sistema renal duplicado incompleto.

(cortesia do dr. Marcus Vinicius Osório Maroccolo)

Quais são as indicações do tratamento cirúrgico no cálculo ureteral?

A indicação de tratamento cirúrgico visa ao alívio dos sintomas, à preservação da função renal e à drenagem urinária para evitar infecção. As indicações são: cálculo grande (maior ou igual a 10 mm), duração entre 4 e 6 semanas, piora clínica, dor e vômitos refratários, rim único ou malformado, risco de sepse, perda renal e desejo do paciente, levando em consideração, por exemplo, aspectos profissionais. Ser piloto de avião ou de helicóptero, estar a bordo ou ser transferido para lugar remoto são condições laborais para indicar cirurgia de forma precoce pelos riscos que representam. Assim, as indicações clássicas para remoção cirúrgica do cálculo ureteral são:

- cálculos com baixa probabilidade de saída espontânea;
- dor persistente a despeito da adequada medicação analgésica;
- insuficiência renal progressiva;
- obstrução urinária persistente;
- infecção urinária complicada.

A EAU preconiza, em sua diretriz de 2018, o fluxograma da Figura 5.4 em caso de indicação de remoção do cálculo do ureter, respeitando a individualidade do paciente, o acesso à tecnologia e a experiência do cirurgião, tendo em vista melhores resultados e menores complicações.

Quais são as complicações cirúrgicas transoperatórias no tratamento do cálculo ureteral?

- Perfuração ureteral;
- intussuscepção ureteral;
- sangramento urinário;
- extravasamento urinário;
- avulsão ureteral;
- abrasão da mucosa;
- extrusão do cálculo;
- lesão térmica (ureter e outros órgãos).

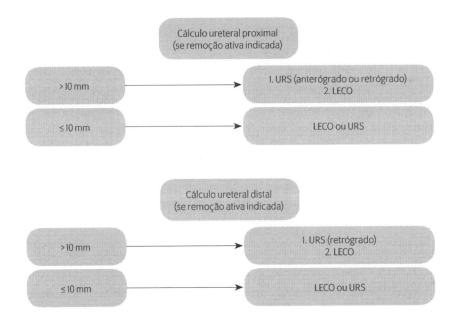

Figura 5.4 Diretrizes de 2018 da European Association of Urology (EAU) para indicação de remoção do cálculo do ureter.

Fonte: adaptada de EAU, 2018.

URS: ureterorrenolitotripsia; LECO: litotripsia extracorpórea por ondas de choque.

Quais são as complicações cirúrgicas pós-operatórias no tratamento do cálculo ureteral?

- Infecção do trato urinário;
- obstrução ureteral;
- refluxo vesicoureteral;
- migração do duplo J;
- hematúria;
- sepse urinária;
- estenose ureteral (Figuras 5.5 e 5.6);
- cólica renal;
- incrustação do duplo J;
- fragmentação do duplo J.

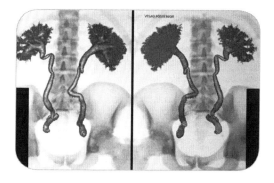

Figura 5.5 Tomografia computadorizada com reconstrução mostrando estenose de ureter distal pós-ureterolitotripsia bilateral.

(cortesia do dr. Bruno Vilalva Mestrinho)

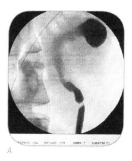 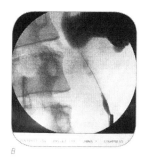 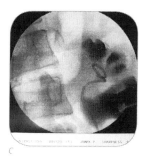

Figura 5.6 *A.* Pielografia ascendente com estenose cerrada de ureter proximal pós-uso de duplo J. *B.* Passagem de contraste pós-abertura com dilatadores ureterais. *C.* Implante de novo duplo J.

(cortesia do dr. Bruno Vilalva Mestrinho)

Qual é o significado de *steinstrasse*?

Essa palavra significa fragmentos de cálculos que foram tratados no rim ou no ureter por cirurgia percutânea, endoscópica retrógrada ou por litotripsia extracorpórea (LECO) e que desceram para o ureter. Esse termo é derivado da língua alemã, berço da endourologia, ramo da urologia que lida com tratamento e instrumentos minimamente invasivos. Se houver fragmentos pequenos, o fluxo urinário irá removê-los. Mas se forem maiores, irão obstruir o ureter e causar dores. O tratamento dessa situação específica vai desde observação com analgesia, uso de alfa-bloqueadores com tansulosina (terapia médica expulsiva), aplicação e reaplicação de LECO, cirurgia retrógrada com passagem de duplo J até quemólise (dissolução química medicamentosa) com citrato ou bicarbonato em cálculos de ácido úrico.

BIBLIOGRAFIA

1. Assimos D, Krambeck A, Miller NL, Monga M, Murad MH, Nelson CP et al. Surgical management of stones: American Urological Association/Endourological Guideline. J Urol 2016; 196(4):1153-60.

2. Brito AH, Earp PPS. Ureteroscopia. Projeto Diretrizes. Volume V. São Paulo/Brasília: Associação Médica Brasileira e Conselho Federal de Medicina, 2006.

3. Danilovic A, Claro JFA. Excelência e alta complexidade em Urologia. São Paulo: Edição do autor, 2015.

4. Preminger GM, Tiselius HIG, Assimos DG, Alken P, Buck C, Gallucci M et al. Guideline for the management of ureteral calculi. J Urol 2007; 178(6):2418-34.

5. Rodrigues NNJ, Wroclawski ER. Urologia: fundamentos para o clínico. São Paulo: Sarvier, 2001. p.169-79.

6. Türk C, Neisius A, Petrik A, Seitz C, Skolarikos A, Tepeler A et al. EAU Guidelines on urolithiasis. European Association of Urology. Edição 2017. Disponível em: <https://uroweb.org/wp-content/uploads/EAU-Guidelines-on-Urolithiasis_2017_10-05V2.pdf>. Acesso em: 27 mai. 2019.

CAPÍTULO 6

Cálculo na bexiga (cistolitíase) e na uretra (uretrolitíase)

THIAGO NUNES FIGUEIREDO CABRAL
GABRIELA BERNARDES MACHADO DE JESUS
BERTHRAN SEVERO GARCIA

O que é cálculo na bexiga?

Também chamado de litíase vesical ou pedra na bexiga, consiste em uma única pedra (75% dos casos) ou várias, encontradas geralmente livres dentro da bexiga (Figura 6.1). A forma mais comum é quando o cálculo se forma primariamente dentro da bexiga, mas ele também pode ser proveniente do rim e do ureter. Por exemplo, um fragmento que chega à bexiga ao mesmo tempo em que há algum obstáculo dificultando a eliminação da urina ao meio externo. Algumas doenças, como próstata aumentada, divertículo na bexiga, bexiga neurogênica, infecção do trato urinário, estenose (estreitamento) da uretra e prolapso genital, e até mesmo a presença de corpos estranhos podem levar ao acúmulo da urina na bexiga e consequente cristalização.

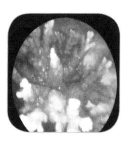

Figura 6.1 Cálculo na bexiga.
(cortesia do dr. Omar Nayef Fakhouri)

Como o cálculo se forma na bexiga?

O cálculo na bexiga representa 5% dos cálculos urinários. Está relacionado à infecção recorrente, à presença de corpos estranhos dentro da bexiga ou a um fator que obstrua a passagem da urina da bexiga para o meio externo, também denominada obstrução infravesical (75% dos casos). Essa obstrução ocorre mais comumente em homens com mais de 50 anos ou em mulheres com cistocele grande, causando um acotovelamento (*kinking*) da uretra.

O cálculo vesical é formado por ácido úrico, urato de amônio, oxalato de cálcio, estruvita ou fosfato de cálcio. Ao exame de ecografia, pode simular um cálculo dentro da ureterocele (malformação do ureter distal que produz uma imagem semelhante a uma cabeça de cobra e que pode albergar um cálculo). Nessa situação, a pedra não se movimenta quando se muda a posição do aparelho e do paciente. Outra situação que confunde é a presença de cálculos prostáticos, tumor de bexiga calcificado, mioma calcificado e corpo estranho calcificado, como tela ou fio cirúrgicos ou dispositivo intrauterino (DIU).

Pode ocorrer nas crianças?

Esses casos são raros, mas podem ocorrer em meninos de países pobres, na presença de desnutrição grave, dieta exclusiva à base de cereal e com baixa ingestão de proteínas animais. Nesse caso, o cálculo é formado por oxalato de cálcio ou por urato amônio e, em geral, é único. Ainda há casos de obstrução abaixo da bexiga (estenose uretral congênita ou adquirida, divertículo da uretra ou da bexiga e válvula da uretra posterior), de conduto ou reservatório urinário e de dissinergia vesicoesfincteriana. Esse último termo significa um descompasso entre a contração da bexiga para eliminar a urina e a abertura do colo vesical, levando a uma obstrução mecânica e funcional na bexiga. Essa situação é comum em crianças com defeito na coluna e na medula (mielomeningocele) e no paciente com lesão medular ou cerebral.

Quais são os sintomas do cálculo na bexiga?

Os cálculos na bexiga podem não ter sintomas, mas podem se apresentar com dor na região da bexiga, vagina ou pênis, desconforto na hora de urinar, urina mais escura, hematúria terminal, dificuldade para urinar, urinar em 2 a 3 tempos, jato de urina fraco e entrecortado, demora para começar a urinar, aumento das idas ao banheiro e necessidade urgente de urinar. Em crianças, o quadro clínico pode se apresentar com febre de origem obscura, baixo crescimento pôndero-estatural e manipulação excessiva da genitália externa, sem causa aparente.

Em que se baseia o tratamento do cálculo na bexiga?

O tratamento é dependente do tamanho e da composição da pedra, assim como da presença de outras doenças. A efetividade do tratamento também depende da resolução da causa que deu origem ao cálculo. Por exemplo, no tratamento cirúrgico desobstrutivo nos casos de hiperplasia benigna prostática (crescimento da próstata no envelhecimento), realiza-se, no mesmo ato cirúrgico, a remoção do cálculo e depois do adenoma prostático, por endoscopia ou em procedimento aberto.

As modalidades terapêuticas incluem cirurgia aberta, acesso percutâneo (quando se alcança o cálculo através de pequeno orifício no abdome) e acesso endoscópico transuretral (um pequeno cano passa pela uretra e é direcionado até a bexiga para quebrar o cálculo). Esta última modalidade possui vantagens, como duração do procedimento, tempo de internação e complicações menores. Há 3 ou 4 décadas, usava-se um aparelho serrilhado pela uretra em forma de boca de jacaré denominado pinça de Losley, que fazia um esmagamento da pedra, a famosa cistolitolapaxia. Hoje, com a evolução da tecnologia, a lapaxia deixou de ser realizada em razão do risco de lesão da mucosa e de perfuração da bexiga.

A litotripsia extracorpórea (LECO) é uma alternativa para o tratamento do cálculo vesical na posição de pronação e baseia-se no uso de ondas mecânicas com a finalidade de quebrar a pedra, sendo um procedimento que não necessita de cortes. Entretanto, quando comparada a outros procedimentos, proporciona a menor taxa de eliminação das pedras, porque a bexiga é grande e o cálculo não permanece como alvo fixo.

O que fazer em pacientes idosos com outras doenças graves ou com risco cirúrgico proibitivo?

Em casos não operatórios por qualquer motivo (idade, comorbidade e uretra inacessível), observação é a palavra de ordem. Para urinar, o paciente se deita e fica de lado para facilitar o fluxo urinário. Algumas vezes, a colocação de sonda vesical de demora ou mesmo implante de cistostomia (sonda vesical no hipogástrio) ajudam no bem-estar do paciente, com troca, no máximo, a cada 21 dias. A simples presença de sonda vesical é um fator de risco de cálculo na bexiga (0,2 a 4% por ano em caso de uso contínuo). Outra opção nos pacientes sondados de forma crônica é irrigar a bexiga com ácido acético a 0,25%, 2 a 3 vezes por dia para evitar incrustação.

Qual é a incidência da litíase na uretra?

A incidência do cálculo na uretra representa menos de 1% dos cálculos do sistema urinário e é comum em países orientais, como a Índia e países do Oriente Médio. Ocorre mais em homens do que em mulheres, porque a uretra masculina tem um comprimento maior e os lugares habituais de impactação são na uretra prostática ou bulbar. O cálculo mais comum encontrado é o de oxalato de cálcio, seguido de estruvita. Dos cálculos migrados, a maior parte é proveniente dos rins. A uretra é o local menos comum em todo sistema urinário para a impacta-ção do cálculo formado pelo rim, podendo permitir a passagem de um cálculo menor ou igual a 10 mm de diâmetro. Entretanto, quando há estenose ou quando o cálculo é de maior tamanho, ele fica retido, causando uma obstrução grave da uretra e, por conseguinte, de toda a via urinária, incluindo os dois ureteres e os dois rins.

Por que ocorre cálculo na uretra?

O cálculo na uretra pode ser resultante da formação do cálculo no rim e sua migração pelo ureter e bexiga. Pode também ser decorrente de outras patolo-gias, como divertículo e estenose uretral, bexiga neurogênica, inserção de cor-pos estranhos na uretra (por exemplo, migração de semente de braquiterapia prostática [Figura 6.2] ou em colo uterino, múltiplas cirurgias de hipospádia, pós--ressecção transuretral da próstata, *piercing* genital, *stent* uretral, *sling* uretral ou esfíncter artificial), em pacientes psiquiátricos, drogaditos ou após ritos sexuais. Na síndrome de Münchausen, doença de cunho psiquiátrico, pode ocorrer a autoinserção de corpo estranho na uretra para chamar atenção dos parentes, enfermeiros e médicos. O paciente quer sempre estar internado em hospital, negligenciando a alta e sabotando a si próprio para ter benefícios bizarros.

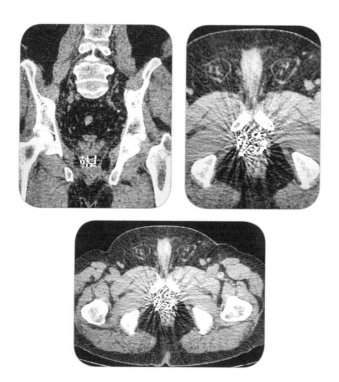

Figura 6.2 Sementes espalhadas após braquiterapia prostática.
(cortesia do dr. Bruno Vilalva Mestrinho)

Quais são as manifestações clínicas e os métodos diagnósticos do cálculo na uretra?

As manifestações clínicas são semelhantes ao cálculo na JUV ou na bexiga:
- dor ao urinar;
- jato em forma de chuveiro ou bifurcado/trifurcado;
- dor (lombar, genital, perineal ou retal);
- edema genital;
- retenção urinária;
- jato urinário fraco;
- corrimento uretral;
- dor na relação sexual.

Em alguns casos, pode-se palpar o cálculo no trajeto uretral e o paciente refere que o fluxo de urina é interrompido justamente no local da impactação do cálculo na uretra. Às vezes, o paciente porta uma fimose cerrada com cálculo prepucial, devendo o urologista realizar exame genital para diagnosticar e tratar corretamente através da postectomia (circuncisão). Os exames que podem ajudar no diagnóstico são: ultrassonografia, tomografia computadorizada, ressonância magnética, radiografias simples da pelve e uretrocistografia miccional. Para complementar, indica-se a uretroscopia diagnóstica, realizada por meio da passagem de um aparelho endoscópico pelo canal uretral para visualização direta do cálculo.

Qual é o tratamento cirúrgico atual da litíase uretral?

O tratamento será realizado em função da localização e do tamanho do cálculo na uretra. Se o cálculo estiver na parte mais externa da uretra, a uretrotomia e a meatotomia são indicadas, ou seja, a abertura do canal da uretra e do meato uretral, respectivamente, com um instrumento chamado de faca de Sachs. Entretanto, se o cálculo estiver mais perto da bexiga, é indicada a litotripsia com *laser* na uretra. Às vezes, para facilitar o procedimento, o cálculo é reposicionado para o interior da bexiga, após manipulação retrógrada ou passagem de sonda vesical grossa, e depois fragmentado. Não é mais indicado o uso de curetas ou métodos de ordenha do cálculo grande ou espiculado no início da uretra, pois pode causar lesão da uretra.

E o tratamento clínico atual?

Em pacientes assintomáticos, idosos com risco cirúrgico elevado, pacientes com lesões medulares graves ou pacientes com bexiga reconstruída de difícil acesso, o cálculo pequeno pode ser monitorizado, mesmo sabendo que a história natural é de crescimento e de chance de complicações. Pode-se instalar irrigação com renacidina, porém com efeitos colaterais graves. Se for formado exclusivamente por ácido úrico, pode-se tentar quemólise ou dissolvição do cálculo com agentes alcalinizantes, como o bicarbonato de sódio ou citrato, por meio de uma sonda uretral. Em caso de cálculo volumoso ou com uretra inviável, como em estenose grave ou derivação urinária, preconiza-se a realização de cistostomia definitiva, com troca de sonda a cada 21 dias. Essa situação torna os pacientes vulneráveis para infecção grave na região pelviperineal, flegmão urinoso e síndrome de Fournier (fasciíte necrotizante), com mortalidade de 50% dos casos por "bactérias comedoras de carne", produtoras de gás.

Bibliografia

1. Almeida JRM, Parma AHC, Araújo Neto SA, Bauab Jr. T. Formação de cálculo uretral ao redor de um corpo estranho: relato de um caso. Radiol Bras 2001; 34(2):123-5.

2. Benway BM, Bhayani SB. Lower urinary tract calculi. In: McDougal WS, Wein AJ, Kavoussi LR, Partin AW, Peters CA (eds). Campbell-Walsh urology. 11.ed. Philadelphia: Elsevier, 2015.

3. Domingos F, Serra MA. História da litíase urinária – os primórdios da nefrologia. Rev Port Nefrol Hipert 2004; 18(3):143-53.

4. Ellsworth P, Caldamone A. The little black book series – urologia. Ribeirão Preto: Novo Conceito, 2008.

5. Hubsher CP, Costa J. Percutaneous intervention of large bladder calculi in neuropathic voiding dysfunction. Int Braz J Urol 2011; 37(5):636-41.

6. Kamal BA, Anikwe RM, Darawani H, Hashish M, Taha SA. Urethral calculi: presentation and management. BJU Int 2004; 93(4):549-52.

7. Kaplan M, Atakan IH, Kaya E, Aktoz T, Inci O. Giant prostatic urethral calculus associated with urethrocutaneous fistula. Int J Urol 2006; 13:643-4.

8. Maheshwari PN, Shah HN. In-situ holmium laser lithotripsy for impacted urethral calculi. J Endourol 2005; 19:1009-11.

9. McDougal WS, Wein AJ, Kavoussi LR, Partin AW, Peters CA. Campbell-Walsh urology. 11.ed. Philadelphia: Elsevier, 2015.

10. Sharma R, Dill CE, Gelman DY. Urinary bladder calculi. J Emerg Med 2011; 41(2):185-6.

11. Sociedade Brasileira de Urologia. Litíase urinária: litíase urinária em criança. Projeto Diretrizes. São Paulo/Brasília: Associação Mé-dica Brasileira e Conselho Federal de Medicina, 2006.

12. Tanagho EA, McAninch JW. Urologia geral de Smith. 16.ed. Barueri: Manole, 2007.

13. Torricelli FCM, Mazzucchi E, Danilovic A, Coelho RF, Srougi M. Tratamento cirúrgico da litíase vesical: revisão de literatura. Rev Col Bras Cir 2013; 40(3):227-33.

14. Wein AJ, Kavoussi LR, Partin AW, Peters CA. Campbell-Walsh urology. 10.ed. Philadelphia: Elsevier Saunders, 2012.

Seção III

Diagnóstico, tratamento clínico e prevenção do cálculo urinário

Manifestações clínicas

ANA GABRIELA LEITE DE MOURA
CLÁUDIA ROLDÃO LEITE
PEDRO HENRIQUE JAIME E SILVA
BRUNO VILALVA MESTRINHO

Quais são as características da dor causada pelos cálculos renais que ainda não migraram para o ureter?

Habitualmente, cálculos renais não provocam dor. Se causarem obstrução urinária ou promoverem inflamação ou infecção, o sintoma dor vai aparecer. Pode ocorrer dor lombar alta (no flanco ou no ângulo costovertebral por distensão do sistema coletor) e, às vezes, irradiar para o trajeto do ureter, associada ou não a queixas urinárias baixas, como dor para urinar (disúria), e à frequência urinária.

Quais são as características da dor causada pelos cálculos ureterais?

A dor aguda da cólica ureteral costuma ter início súbito, em salvas, e ser de intensidade fortíssima. Prova disso é que, na escala visual de dor, com notas de 0 (nenhuma dor) a 10 (dor insuportável), normalmente os pacientes apontam uma dor de intensidade 9 ou 10, sendo considerada uma das dores mais intensas do nosso corpo, comparável ao parto normal, fratura óssea, infarto do miocárdio, pancreatite aguda ou dissecção aguda da aorta abdominal.

A dor súbita localiza-se predominantemente nas costas e vai irradiando para a região lateral da barriga, passando pela bexiga, testículos e grandes lábios, podendo atingir raramente a coxa. Pode ser em cólica, por ser um órgão oco, ou em queimação, por distensão da cápsula renal. Quando o cálculo tem um tamanho considerável e impacta nas zonas de constrição ureteral, causa a interrupção da passagem da urina e, consequentemente, dilatação do rim (lei de Laplace).

Por ser de origem retroperitoneal (parte de trás do abdome), é uma dor visceral de difícil controle e localização, que estimula o nervo esplâncnico e o plexo celíaco, fazendo o paciente procurar tratamento no pronto-socorro. O ureter é inervado pelo nervo ilioinguinal e pelo ramo genital do nervo genitofemoral, o que explica dor irradiada no canal inguinal, bolsa escrotal e grandes lábios. O ureter se comporta-se como um funil com a ponta para baixo e com 3 zonas de aperto, a saber: junção ureteropiélica (JUP), que é a transição do rim com o ureter, com diâmetro em torno de 9 mm; ureter médio, em torno de 7 mm; e junção ureterovesical (JUV), que é a transição do ureter com a bexiga, medindo entre 3 e 4 mm. Em 90% das vezes os cálculos impactam na JUV, já que a maioria tem tamanho em torno de 5 mm. Com esse tamanho, o cálculo pesa, destaca-se da papila renal e fica livre nos cálices e na pelve renal para migrar "ladeira abaixo".

Quais são as diferenças entre a dor muscular nas costas e o cálculo renoureteral?

A dor renoureteral localiza-se lateralmente ao músculo sacroespinhal e abaixo da 12ª costela, promovendo a contração das costas para o lado acometido. Este é o quadro da entrada do paciente no pronto-socorro: paciente pálido, taquicárdico, com sudorese e náuseas, com aspecto de fácies de dor aguda, andando encurvado com a mão no dorso acometido. Diferentemente de causas intraperitoneais, como apendicite ou úlcera perfurada, a dor é em salvas e dificilmente se apresenta com irritação peritoneal.

O histórico de dor nas costas ajuda no diagnóstico, devendo a opinião do paciente sempre ser levada em consideração. A dor de origem musculoesquelética ou de compressão das raízes nervosas da coluna normalmente surge em decorrência imediata dos esforços físicos ou das mudanças bruscas de posição. O cálculo ureteral dói na maioria das vezes espontaneamente. Entretanto, em algumas situações de cólica ureteral, o paciente comenta ter ido ao parque de diversões, feito ginástica ou realizado uma viagem em pista trepidante, causando posterior descolamento do cálculo renal para o ureter em horas ou dias. Vale ressaltar que essa dor, na quase totalidade das vezes, é sentida somente de um lado do corpo, pois é muito raro ter cálculos nos 2 ureteres obstruídos ao mesmo tempo. Semiologicamente, sobressai a punho-percussão dolorosa na loja renal (sinal de Giordano), característica da cólica renal ou da pielonefrite aguda. Já na dor muscular, há dor à palpação do músculo, da articulação ou do trajeto do nervo correspondente. A irradiação da dor para membros inferiores é mais comum na origem osteoneuromuscular; ao cessar o exercício, essa dor cede. Relaxante muscular seria o remédio indicado nessa situação. Na crise renal, há posição antálgica; na de origem osteomuscular, o paciente não realiza movimentos na região acometida e tem dificuldade para caminhar.

Além da dor, quais outros sintomas podem aparecer?

Em razão do cálculo estar obstruindo o ureter, pode haver presença de sangue na urina (hematúria), a olho nu ou através do exame de urina, intestino paralisado com distensão abdominal (íleo paralítico) e agitação psicomotora com sensação de morte. Em relação à hematúria, independentemente da evolução ou da gravidade, acontece em 95% dos casos no dia da cólica renal, em 85% no dia seguinte e em 65% no terceiro e quarto dias. Se a pedra não continuar lesando a mucosa urinária do rim ou do ureter pelo deslocamento, o sangramento pode estar negativo a partir do quinto dia. Às vezes, na vigência de coágulos urinários, deve-se considerar também a possibilidade de tumores renais ou vesicais. Quando o cálculo está alojado na junção ureterovesical, na bexiga ou na uretra, estimula os segmentos sacrais S2-S4. Pode ocorrer dor ao urinar, aumento da frequência urinária e dor durante a relação sexual nas mulheres (dispareunia). Essa situação simula infecção urinária baixa e pode coexistir com o cálculo.

Como há obstrução da passagem da urina pelo ureter, a urina fica acumulada acima do nível da obstrução, o que pode ocasionar infecção, com proliferação de bactérias a partir de 24 a 72 horas. Esse quadro pode gerar febre, calafrios, queda da pressão arterial, palpitação, náuseas e vômitos. Anúria obstrutiva calculosa (diurese menor que 100 mL/dia) pode ocorrer em rim único, em rim transplantado e nos rins/ureteres obstruídos bilateralmente, em associação à sepse urinária (em 2 a 10% dos casos), com o perigo de perda renal irreversível e de óbito.

Quais são as características da dor causada pelos cálculos na bexiga e na uretra?

Se localizado na bexiga, o cálculo pode causar dor na região mais baixa da barriga (baixo ventre). À medida que vai descendo para a uretra, pode provocar dor nos testículos dos homens e nos grandes lábios vaginais das mulheres. A intensidade da dor é a mesma dos cálculos ureterais e pode haver repleção vesical máxima (bexigoma). Nessa situação, o reflexo da micção não é eficaz para expelir a urina, e os pacientes costumam descrever a sensação como um corpo estranho ovalado no meio do canal. Cálculo vesical ou uretral pode apresentar bexigoma em 9% dos casos, fato evidenciado pelo exame físico do abdome, com globo vesical palpável e macicez à percussão abdominal.

Queixas inespecíficas de dor genital podem refletir doença calculosa?

Pacientes e médicos demonstram preocupação errada com queixas genitais e tentam não as esclarecer devidamente em razão de constrangimento ou da falta de formação urogenital da equipe médica. Urologistas solicitam exames específicos para genitália, abdome, retroperitônio e dorso com a finalidade de procurar o diagnóstico correto. Por ter inervação em comum, o ureter distal compartilha os mesmos sintomas da bexiga, simulando cistite, uretrite e prostatite. Uma das queixas clássicas é a dor testicular (orquialgia), que pode representar exclusivamente o cálculo impactado no ureter distal, simulando uma patologia da bolsa escrotal, como a orquiepididimite aguda. Trata-se de uma dor irradiada ou migrada que se inicia em um ponto e se concentra em outro lugar, confundindo o médico sem experiência. Em crianças com cálculo na bexiga e na uretra, é comum a manipulação da genitália.

É possível ter cálculos sem apresentar qualquer sintoma?

Quando localizados nos rins, os cálculos urinários costumam passar despercebidos. O indivíduo pode permanecer assim por anos ou décadas. A dor só irá se manifestar quando o cálculo crescer, obstruindo os cálices menores ou maiores e a pelve, ou se deslocando pelo ureter. Pode ocorrer também de o cálculo não ser visualizado em exame de imagem e o paciente se queixar de dor intensa, geralmente em razão de espasmos ureterais ou presença de coágulos após a eliminação espontânea (*status* pós-passagem). Há casos curiosos em que o cálculo se localiza no ureter direito e a dor se apresenta no trajeto ureteral do lado esquerdo, representando, talvez, uma dor reflexa do espasmo ureteral mediado por substâncias sistêmicas como bradicinina, tromboxano, histamina, acetilcolina, prostaglandina e norepinefrina. Pela origem embriológica, a explicação para essa dor do lado oposto é que os rins nascem na bacia, próximos um do outro, e depois ascendem, compartilhando feixes nervosos. Outra situação atípica é o cálculo coraliforme, com grande massa calcária e muitas vezes assintomático. Esse tipo de cálculo, quando infecciona ou dilata a via excretora, acusa os sintomas e pode ser descoberto até mesmo quando o rim já é irrecuperável.

Há alguma posição que alivie a dor no momento da crise?

Infelizmente, não há nenhuma posição ou movimento do corpo que influencie o desaparecimento nem a intensidade dessa dor. Por isso, muitos pacientes ficam extremamente agitados, descorados, com mau humor, irritados e com sensação de morte, chegando a rolar no chão de dor e implorar por atendimento imediato (adoção de postura e posições bizarras, com casos raros de desmaio). Como uma tentativa de obter algum alívio para a dor, algumas pessoas ficam no chuveiro de água quente e colocam bolsas de gelo na região dolorosa. Não há tempo a perder, e o paciente se desloca para o hospital mais próximo de casa porque a dor não cede com medidas óbvias.

Ao chegar ao hospital, o que é feito na crise renal?

O clínico geral ou o emergencista faz a anamnese e o exame físico para estabelecer um diagnóstico provisório. O paciente, então, é encaminhado para o *box* da Emergência. Punciona-se uma veia do braço e institui-se analgesia imediata com hidratação. Em caso de náusea e vômitos, aplica-se uma medicação antiemética. Depois, exames de urina, sangue e imagem, como tomografia de abdome ou ecografia de vias urinárias, são solicitados.

Por quanto tempo pode durar a cólica urinária?

A cólica ureteral surge em salvas, com duração de 3 a 10 minutos e de alta intensidade. Em comparação a outras cólicas, pode-se afirmar que a cólica de origem intestinal tem intensidade menor e que a cólica biliar dura mais tempo. No início do século passado, a dor ureteral era explicada somente pelo espasmo ureteral. Após estudos de Risholm em 1954, foi aventado que a tensão piélica também participa ativamente desse mecanismo em função da lei de Laplace, o que significa que a pressão será maior no local em que o raio for maior (na via urinária alta, a pelve tem o maior raio). Por isso, a dor predomina nas costas.

A cólica ureteral habitualmente possui 3 fases:

1. Quando a dor se inicia, de modo abrupto, surge em salvas e tende a atingir o pico de intensidade em mais ou menos 2 horas.
2. Após cerca de 4 horas, a dor tende a aliviar espontaneamente em virtude da passagem da urina em torno do cálculo.
3. Depois disso, a dor reaparece em 2 a 4 horas.

Nos casos de impactação, a dor pode não ceder. A dor da cólica urinária pode durar mais de horas, dias, semanas ou meses, às vezes confundindo clínicos, ortopedistas, pediatras, reumatologistas, neurologistas e ginecologistas experientes.

Pacientes em investigação de febre de origem obscura podem portar cálculos obstrutivos?

Em situações de febre ou de sepse de origem obscura, algumas vezes o diagnóstico de litíase ureteral ou renal obstrutiva é estabelecido quando o paciente já está internado, após exame de imagem que revela um desfecho inesperado. Em algumas situações, pacientes ambulatoriais de outras especialidades médicas fazem exames de rotina, como ecografia de abdome total, e descobrem ser portadores de cálculos. Após esse achado incidental, são encaminhados para o urologista.

BIBLIOGRAFIA

1. Almeida WSN. Cólica renal/Renal colic. J Bras Med 2008; 95(2):49-51.
2. Assimos D, Krambeck A, Miller NL, Monga M, Murad MH, Nelson CP et al. Surgical management of stones: American Urological Association/Endourological Guideline. J Urol 2016; 196(4):1153-60.
3. Baptistussi MD, Casseb G, Andrade MF. Litíase urinária: tratamento cirúrgico. In: Rocha FET, Abrantes AS, Tomé ALF (eds). Manual de urologia de consultório. São Paulo: Planmark, 2018.
4. Carvalho M, Nanni FN. Manual do paciente com cálculo renal. Coleção Saúde no Bolso. Curitiba: Champagnat Editora – PUCPR, 2012.

5. Danilovic A, Ferreira TAC. Litíase urinária: tratamento clínico. In: Rocha FET, Abrantes AS, Tomé ALF (eds). Manual de urologia de consultório. São Paulo: Planmark, 2018.

6. Laur JDL. Manual de urología moderna. Buenos Aires: Athante, 2004.

7. Mazzucchi E, Srougi M. O que há de novo no diagnóstico e tratamento da litíase urinária? Rev Assoc Med Bras 2009; 55(6):723-8.

8. Meller F, Mazzucchi E. Terapia minimamente invasiva. Ureteroscopia flexível e fragmentos: como proceder. Programa de educação continuada da Sociedade Brasileira de Urologia. [Acesso restrito]. Setembro de 2018.

9. Sampaio JBF, Filho DBG. Litíase renal. In: Bendhack A, Damião R. Guia prático de urologia. Rio de Janeiro/São Paulo: Sociedade Brasileira de Urologia e BG Cultural, 1999. p.97-103.

10. Schor N, Heilberg IP. Litíase Renal. Manual Prático. Uso diário ambulatorial e hospitalar. Piracicaba: Balieiro, 2015.

11. Srougi M, Dall'oglio M, Cury S. Urgências urológicas. Clínica Brasileira de Cirurgia. São Paulo: Atheneu, 2005.

12. Tanagho EA, McAninch JW. Urologia geral de Smith. 16.ed. Barueri: Manole, 2007.

Investigação radiológica

ISAC CÉSAR ROLDÃO LEITE
REBECA MARQUES MARGOTO
CLÁUDIA ROLDÃO LEITE
BRUNO VILALVA MESTRINHO
STEFANNIE STECKELBERG

Por que é necessário solicitar exames para diagnosticar a cólica renal?

Os exames são indicados aos pacientes com sinais e sintomas compatíveis com urolitíase, pois outras doenças ou condições que acometem tanto o trato urinário como outros órgãos adjacentes podem se apresentar com a mesma sintomatologia, como infecção urinária, apendicite, prostatite, colecistite, herpes zóster, constipação, gravidez ectópica, cisto de ovário roto, dor lombar de origem muscular e diverticulite intestinal, dentre outras. O diagnóstico é concluído com a correlação do quadro clínico e a visualização direta do cálculo ou de seus sinais radiológicos diretos e indiretos. O objetivo do exame correto é tratar o paciente adequadamente em um tempo razoável.

Quais exames podem ser solicitados para confirmação diagnóstica?

- **Tomografia computadorizada (TC) de abdome total:** exame radiológico mais sensível e específico para detecção, localização e caracterização de calcificações dentro ou fora da via excretora. É o método mais indicado atualmente, mas faz parte de um parque radiológico caro e precisa de equipe treinada. A TC pode medir a densidade do cálculo.

- **Ultrassonografia (US) ou ecografia das vias urinárias:** ótimo método para crianças e gestantes. Tem limitação em detectar cálculos ureterais no terço médio e cálculos menores que 3 mm no rim. Serve como controle da dilatação renal e da migração do cálculo. Podem ser avaliados o índice de resistividade da artéria arciforme do rim – que, quando alto, representa obstrução urinária – e a presença ou a ausência do jato ureteral na bexiga através do *doppler* colorido, individualizando o lado da obstrução.
- **Radiografia (Rx) simples de abdome:** exame barato e rápido, porém pouco sensível, principalmente em cálculos pequenos e radiotransparentes. De acordo com a aparência no Rx, os cálculos podem ser radiopacos (sugestivos de oxalato de cálcio e fosfato de cálcio) e radiotransparentes (cistina, ácido úrico e *drug stones*). Algumas calcificações no abdome e na pelve confundem o diagnóstico de urolitíase: linfonodos mesentéricos calcificados, cálcio na cartilagem costal, placas ateromatosas, fezes, restos alimentares, cálculos biliares, miomas e próstatas calcificados (Figura 8.1), calcificação da vagina ("vaginolito"; Figura 8.2), flebólitos pélvicos, corpo estranho (pílula no estômago ou *clip* de cirurgia laparoscópica) e neoplasia renal ou vesical calcificada. Outra utilidade do Rx é visualizar a correta posição do duplo J.
- **Uretrocistografia miccional (UCM):** exame radiológico que usa contraste radiopaco. O exame permite detectar refluxos urinários, estenose e divertículo uretrais e alterações anatômicas da bexiga. A litíase radiopaca tem a mesma densidade do contraste e não é reconhecida como falha de enchimento, o que não acontece nos cálculos radiotransparentes.

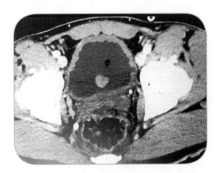

Figura 8.1 Lobo mediano prostático calcificado simulando litíase vesical.

(cortesia do dr. Bruno Vilalva Mestrinho)

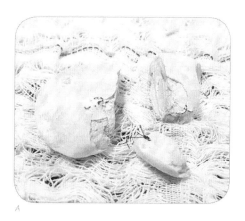

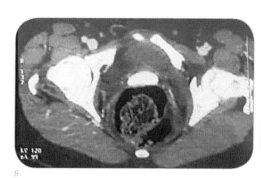
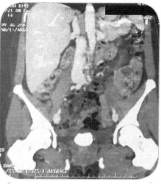

Figura 8.2 A. Vaginolito secundário ao tratamento cirúrgico da fístula vesicovaginal. B e C. Tomografia computadorizada com reconstrução axial e coronal demonstrando calcificação grosseira na base da bexiga.

(cortesia do dr. Bruno Vilalva Mestrinho)

- **Cintilografia renal ou renograma com ácido dimercaptossuccínico (DMSA) marcado com radioisótopo tecnécio-99:** é um exame estático que auxilia na avaliação do comprometimento túbulo-intersticial e na quantificação da função renal unilateral, avaliando áreas de isquemia ou cicatrizes do córtex renal.

- **Cintilografia renal ou renograma com ácido dietilenotriaminopentacético (DTPA) marcado com radioisótopo tecnécio-99:** é um exame dinâmico que auxilia na quantificação da função renal unilateral e na distinção entre obstrução funcional e orgânica, dependendo do padrão de curva obtida antes e após uso do diurético venoso. Detecta a função excretora, deprimida ou normal.
- **Densitometria óssea:** recomendada em pacientes com hipercalciúria, com ou sem alterações do paratormônio (PTH) e em pacientes com risco de osteoporose ou osteopenia como em crianças, acamados, nefropatas graves, mulheres na menopausa ou em idosos. Não faz parte do processo da investigação calculosa, mas há benefício nesses grupos populacionais pelo maior risco de perda de massa óssea.

Qual é o melhor exame para confirmação diagnóstica de cálculo urinário?

Como já referido, o padrão-ouro é a tomografia computadorizada do abdome total (Figura 8.3). Oferece diagnóstico preciso e rápido, além de também dimensionar o tamanho do cálculo. Afasta ou confirma patologias abdominais extraurinárias, por exemplo, possibilitando a diferenciação entre cálculo ureteral distal e presença de flebólitos, principalmente em mulheres. Nesse caso, flebólito é uma calcificação não patológica da parede da veia na região da bacia, sem necessidade de tratamento.

Além de mostrar o cálculo, a TC também mede o seu grau de densidade por meio da unidade Hounsfield (UH), medida da atenuação dos tecidos. Os diversos tecidos do corpo humano possuem coeficientes diversos de atenuação, sendo a água considerada 0 nessa escala. Quanto maior for o número na escala, mais duro é o cálculo e mais difícil é para quebrá-lo. Portanto, quanto à solidez, os cálculos são agrupados em abaixo de 1.000 UH e acima de 1.000 UH. O *laser* fragmenta qualquer cálculo, já a litotripsia extracorpórea (LECO) tem boa resposta nos casos de cálculo abaixo de 1.000 UH.

A TC é um método excelente para melhor averiguação anatômica das partes moles e das estruturas ósseas. A administração de contraste endovenoso é útil para o realce de tecidos, tornando mais fácil a detecção de anormalidades e do grau de obstrução da via urinária. Há aparelhos novos, com realização do exame em 5 minutos, com vários canais e com cortes de 1 mm (*multi-slice*) que definem a localização do cálculo (se está no parênquima ou na via excretora) e o tipo de cálculo (cálcico ou não). A TC detecta litíase de 1 a 2 mm e, algumas vezes, até submilimétrica. O contraste é importante para o diagnóstico diferencial com outras doenças e, especificamente no rim, diferencia pielonefrite, massas tumorais benignas ou malignas, cistos e abscessos renais e perirrenais. Em 10 a 20% dos pacientes que fazem TC, o contraste é necessário para avaliação adicional.

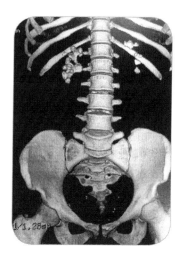

Figura 8.3 Tomografia computadorizada com reconstrução mostrando cálculo coraliforme à direita e nefrolitíase à esquerda.

(cortesia do dr. Omar Nayef Fakhouri)

Quais são os sinais radiológicos do cálculo ureteral visualizados na TC?

O principal sinal diagnóstico de ureterolitíase na TC é a visualização direta do cálculo no interior do ureter. Todavia, a sua visualização pode ser prejudicada e, para melhor caracterização, deve-se utilizar os sinais diretos e indiretos da urolitíase, que podem auxiliar no diagnóstico de casos duvidosos, além de quantificar o grau de obstrução urinária. O sinal direto (halo ureteral) e os indiretos (os demais) de litíase ureteral são:

- **Sinal do halo ou do anel ureteral:** representa o edema que circunda o cálculo. Técnicas novas predizem o grau de edema abaixo do cálculo e a chance de migração espontânea.
- **Dilatação ureteral unilateral:** é caracterizada pelo diâmetro ureteral maior que 2 mm, sendo o sinal secundário com maior sensibilidade e alta especificidade. Seu surgimento é precoce, estando presente em muitos dos pacientes com cólica renal com duração inferior a duas horas.

- **Opacificação ou borramento da gordura perirrenal ou periureteral:** é um achado comum principalmente em idosos, secundário ao aumento da pressão linfática regional (refluxo pielolinfático). Representa um escape de urina da via excretora com chance de inflamação seguida de infecção na fáscia de Gerota ou na fáscia pararrenal. Pode estar presente em torno do rim, em apenas um dos polos renais ou em um segmento do ureter. Pode ser graduado em leve, moderado e grave. É um sinal de gravidade do processo inflamatório e nem sempre relacionado a cálculos.
- **Dilatação do sistema coletor:** é mais bem identificada nos polos renais, ao passo que a dilatação da porção central do sistema coletor deve ser vista com cautela, uma vez que também pode corresponder à pelve extrarrenal, que é uma situação fisiológica.
- **Nefromegalia:** aumento no volume dos rins. Apresenta sensibilidade e especificidade relativamente baixas. Essa variável pode ser considerada em exames seriados.
- **Líquido perirrenal e periureteral:** a presença de moderada ou grande quantidade de líquido perirrenal está diretamente relacionada à duração da dor e à provável ruptura de fórnix da pelve renal ou de ureter. Em dilatações máximas, pode haver formação de urinoma (coleção de urina em volta do rim ou do ureter), sendo um processo iniciado pelo borramento da gordura perirrenal ou periureteral.
- **Ausência unilateral da pirâmide renal:** consiste na perda da hiperatenuação espontânea das pirâmides renais do lado obstruído.

O diagnóstico de cálculo ureteral na bacia é dificultado pelas calcificações pélvicas, que são também denominadas flebólitos, ou seja, calcificações dos vasos sanguíneos venosos calibrosos, principalmente em mulheres em idade fértil ou em idosos. Nesse cenário, o uso do contraste é de fundamental importância, gerando o sinal da cauda do cometa, que compreende uma estrutura linear ou curvilínea, de densidade de partes moles, que se estende a partir da calcificação vascular. Sua ausência não descarta a possibilidade de flebólito. As calcificações pélvicas na altura ou inferiormente ao colo uterino são flebólitos, pois as junções ureterovesicais se situam acima desta estrutura. As calcificações vasculares podem ser radiotransparentes no seu centro e sempre acompanham o trajeto do vaso (Figura 8.4).

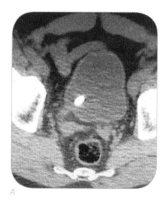 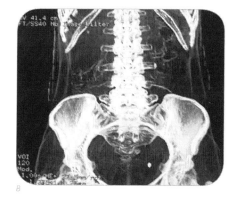

Figura 8.4 A. Cálculo em ureter distal direito. B. Flebólito à esquerda.

(cortesia do dr. José de Ribamar da Costa Mendes Júnior)

Quais são os efeitos colaterais e as contraindicações ao uso da TC e do contraste iodado?

O uso excessivo de tomografias pode expor o paciente a quantidades perigosas de radiação ionizante, conhecida como raio X. O limite seguro de radiação deve ser de 50 milisievert (mSv) em um ano ou 20 mSv/ano por 5 anos. Por exemplo, uma TC de abdome total sem e com contraste gera uma dose de 10 a 15 mSv, sendo, portanto, preconizado que sejam realizados, no máximo, de 3 exames por ano. Segue-se cada vez mais o princípio de otimização ou ALARA (*as low as reasonably achievable*, que significa "tão baixo quanto razoavelmente exequível"), com a finalidade de garantir a segurança de pacientes e profissionais da área de saúde em relação à exposição à radiação em atividade médica.

Essa radiação pode predispor a mudanças no DNA das células de forma cumulativa, favorecendo ao aparecimento de tumores. Outros efeitos seriam a diminuição da imunidade do indivíduo e a possibilidade de causar baixa estatura nas crianças. Com o advento de equipamentos cada vez mais modernos e mais rápidos no processamento, considerando manutenção adequada e indicações ponderadas, esses riscos se tornam cada vez menores, mas ainda causam preocupação em relação às crianças ou em casos de repetições sem indicação. Nas tomografias seriadas, utiliza-se um protocolo de baixa dose de radiação, com menos da metade da dose habitual, e, ultimamente, um protocolo de dose ultrabaixa nas crianças.

Crianças pequenas, gestantes, pacientes com insuficiência renal com creatinina acima de 1,7 mg/dL, pacientes com história prévia de alergia aos compostos iodados, portadores de asma brônquica, hipertireoidismo não tratado, portadores de mielodisplasia e diabéticos em uso de metformina (perigo de acidose metabólica) não devem receber o contraste.

Quais são os efeitos adversos ao uso de contraste iodado?

É comum, após uso de contraste, surgirem complicações como náuseas, vômitos, alteração do trânsito intestinal, cefaleia, calor e aumento da cólica renal. Essas reações adversas acontecem em 10% dos casos e, destes, 1% é grave, acarretando risco de morte. Ou seja, a chance real é de um óbito em 100.000 exames. Sintomas de reação alérgica, como vermelhidão na pele, coceira excessiva por todo o corpo e dificuldade para respirar, devem ser tratados imediatamente, pois podem levar à insuficiência respiratória. Por isso, exames contrastados devem sempre ser realizados em instituições que têm disponíveis anestesistas e socorristas, em local com suporte ventilatório e com toda a estrutura necessária para casos de anafilaxia leve a grave, podendo sua negligência culminar em sequelas e morte.

Qual é o melhor exame diagnóstico a ser utilizado em crianças e gestantes?

O melhor método para ser utilizado em crianças e em gestantes é a ultrassonografia (ou ecografia), já que não emite radiação, apesar da menor especificidade comparada à TC. A TC falha em 10% dos cálculos ureterais em crianças.

A radiação emitida pela tomografia computadorizada, ressonância magnética e radiografia simples pode afetar o crescimento das crianças e causar malformação fetal, retardo no crescimento intrauterino, dano mutagênico nos fetos transmitido para seus sucessores e leucemia nas crianças alguns anos após o nascimento. A ultrassonografia é boa para a visualização de cálculo no rim, na primeira e na última parte do ureter, na bexiga e na uretra, mas não tão precisa para a visualização das pedras no ureter médio em razão do diâmetro fino do ureter e da presença de alças intestinais funcionantes ao seu redor. Além disso, ela é examinador-dependente, ou seja, depende da qualidade do médico executor do exame e do aparelho utilizado. Nas crianças, em 40% dos casos há falha na identificação do cálculo, além de não definir a função renal. A ultrassonografia transvaginal é uma boa ferramenta na exploração do cálculo distal em mulheres, sobretudo em gestantes. Em gestantes, a alternativa à ecografia e à tomografia de abdome sem contraste é a ressonância magnética ou a urorressonância sem o uso do contraste com gadolínio.

Ainda há espaço para a urografia excretora?

A urografia excretora é um exame radiológico que faz uso de contraste iodado não iônico para a visualização do sistema excretor. Para fazer o exame, é necessário jejum de 8 horas e preparo intestinal com laxante, com realização de pelo menos 5 radiografias em um período de até 24 horas. Os pacientes reclamam da demora e das compressões com cinta abdominal para melhorar a visualização da excreção renal. Pode causar alguns efeitos adversos decorrentes do contraste utilizado durante o exame, como na TC. A urografia excretora foi substituída pela TC pela melhor relação risco-benefício para o paciente, exceto nos cálculos ureterais obstrutivos radiotransparentes secundários ao uso crônico das drogas anti-HIV (indinavir, atazanavir, adefovir e tenofovir). Nesses casos, preconiza-se primeiro TC com contraste e, após 15 a 45 minutos, aproveitando a excreção tardia do contraste, faz-se um Rx de abdome para visualização do nível da obstrução ureteral pelo cálculo radiotransparente, formando uma falha de enchimento.

Qual é o papel da ressonância magnética no cálculo urinário?

A ressonância magnética não visualiza o cálculo porque não produz sinal. A visualização do cálculo é apenas indireta, como um defeito do enchimento no sistema coletor, mas não é usada para investigação do dia a dia. O exame apropriado para definir a via urinária e suas obstruções é a urorressonância magnética. Deve-se atentar para uso de ressonância com o uso restrito do contraste com gadolínio em pacientes com função renal comprometida e em grávidas, pois há risco de fibrose sistêmica nefrogênica (FSN), considerada uma doença da pele e dos rins que pode levar à insuficiência renal e morte. Existe um tipo de gadolínio com moléculas macrolídicas com baixo risco para FSN. Nas grávidas, a ressonância magnética deve ser realizada após o primeiro trimestre.

Em que a repetição de exames pode ajudar?

Repetir os exames ajuda a visualizar a migração ou não do cálculo, se o cálculo foi expelido e se há piora da função renal. A piora da função é um dos critérios para indicar tratamento intervencionista operatório no caso de agravamento do caso pelo risco de perda renal irreversível. Após manipulação bem-sucedida da via urinária, é recomendado que, em 3 meses, seja realizada nova imagem com US ou TC para afastar hidronefrose silenciosa e presença de cálculo residual.

BIBLIOGRAFIA

1. Amaro JL, Tomé ALF. Proteus: palestras e reuniões, organização para preparação de Título de Especialista em Urologia – SBU/SP. São Paulo: Planmark, 2017.

2. Baptistussi MD, Casseb G, Andrade MF. Litíase urinária: tratamento cirúrgico. In: Rocha FET, Abrantes AS, Tomé ALF (eds). Manual de urologia de consultório. São Paulo: Planmark, 2018.

3. Danilovic A, Ferreira TAC. Litíase urinária: tratamento clínico. In: Rocha FET, Abrantes AS, Tomé ALF (eds). Manual de urologia de consultório. São Paulo: Planmark, 2018.

4. Domingos F, Serra MA, História da litíase urinária – os primórdios da nefrologia. Rev Port Nefrol Hipert 2004; 18(3):143-53.

5. Heilberg IP, Schor N. Cálculo renal: investigação e terapêutica. 1.ed. Piracicaba: Balieiro, 2016.

6. Korkes F, Gomes SA, Heilberg IP. Diagnóstico e tratamento de litíase ureteral. J Bras Nefrol 2009; 31(1):55-61.

7. Machado C. Urinary lithiasis and endourology. Cálculo do trato urinário inferior. Programa de Educação Continuada para o Título de Especialista da Sociedade Brasileira de Urologia. [Acesso restrito]. Setembro 2018.

8. Netto Júnior NR, Wroclawski ER. Urologia: fundamentos para o clínico. São Paulo: Sarvier, 2001.

9. Reynard J, Brewster S, Biers S. Oxford handbook of urology. 3.ed. Oxford: Oxford University Press, 2013.

10. Sabiston DC, Townsend MC. Tratado de cirurgia. 16.ed. Rio de Janeiro: Guanabara Koogan, 2003.

11. Türk C, Neisius A, Petrik A, Seitz C, Skolarikos A, Tepeler A et al. EAU Guidelines on urolithiasis. European Association of Urology. Edição 2017. Disponível em: <https://uroweb.org/wp-content/uploads/EAU-Guidelines-on-Urolithiasis_2017_10-05V2.pdf>. Acesso em: 27 mai. 2019.

CAPÍTULO 9

Investigação metabólica

GUILHERME GONÇALVES SILVA PINTO
RAFAEL LOPES MONTEIRO
HOMERO RIBEIRO DE PAULA FILHO

O que é a investigação metabólica do cálculo urinário?

Ao contrário de outras condições cirúrgicas abdominais (como a colelitíase, em que o cálculo e a vesícula biliar são retirados), o tratamento cirúrgico ou a eliminação espontânea dos cálculos renais não são o ponto final do processo da doença. A investigação metabólica consiste em uma avaliação laboratorial para identificar os fatores de risco metabólicos que poderão direcionar a terapia dietética e medicamentosa, visando a diminuir a recorrência e suas comorbidades.

É na investigação metabólica que se estuda a origem dos cálculos e, assim, se criam estratégias para que novos cálculos sejam evitados. Investiga-se "as sobras do metabolismo corporal na urina". As análises têm início pelo exame simples de urina (EAS), cultura de urina, coleta de urina de 24 horas, exames específicos de sangue e exame do cálculo propriamente dito.

Pessoas que desenvolvem repetidamente cálculos renais possuem uma ou mais alterações em seus exames de urina que se relacionam com o excesso de elementos cristalizadores na urina ou com a deficiência de elementos protetores contra a formação. Os distúrbios metabólicos urinários mais frequentes são hipercalciúria (30 a 60%), hiperoxalúria (26 a 67%), hiperuricosúria (15 a 46%), hipomagnesiúria (7 a 23%) e hipocitratúria (5 a 29%).

O EAS pouco pode ajudar com a identificação de cristais. É importante ter em mente que muitos pacientes apresentam cristais e não desenvolvem cálculos renais. Apesar da pouca correlação clínica dos cristais no EAS, a título de curiosidade, pode-se supor a composição dos cálculos pela semelhança do formato apresentado na microscopia:

- tampa de caixão: cálculos de estruvita;
- cristais hexagonais: cistinúria;
- lascas ou roda de carroça: fosfato de cálcio;
- pó amorfo: fosfato de cálcio apatita e de ácido úrico;
- halteres: oxalato de cálcio mono-hidratado;
- piramidal: oxalato de cálcio di-hidratado.

Em quem deve ser feita a investigação?

Está indicada principalmente em situações de:

- recorrência elevada;
- cálculos de ácido úrico e de cistina;
- cálculos múltiplos;
- nefrocalcinose;
- doença renal crônica;
- doenças ósseas;
- antecedentes de intervenção urológica para tratamento da litíase;
- história familiar forte;
- crianças;
- pacientes com infecção urinária associada;
- pacientes com doença intestinal grave;
- pós-operatório de cirurgia intestinal com ressecção extensa;
- rim único.

Indicação relativa recai em pilotos ou embarcados, cálculos de difícil acesso e tratamento (anormalidades anatômicas e reconstruções urinárias) e em imunocomprometidos.

Em mulheres em idade fértil ou que tiveram crise renal na vigência da gravidez, recomenda-se investigação metabólica. Todavia, a investigação é aberta para qualquer paciente, e os médicos urologistas exercem papel fundamental nessa solicitação, já que estudos demonstram que estes solicitam 3 vezes mais exames que os médicos generalistas, o que tem impacto direto na prevenção da recorrência. A investigação mandatória deve recair nos casos de recorrência mesmo sob prevenção farmacológica, de recorrência precoce depois da intervenção cirúrgica bem-sucedida e de recorrência tardia após período prolongado de *stone-free* (livre de cálculo).

Como é feita a investigação metabólica?

A simples ingestão de água em maior quantidade e frequência não é plenamente eficaz para evitar novos cálculos. Com o avanço da investigação metabólica, pode ser feito o estudo do próprio cálculo eliminado espontaneamente ou por extração cirúrgica. Após uma cólica renal, o paciente deve urinar por alguns dias em frascos externos e filtrar a urina com um pano fino para capturar algum cálculo eliminado.

O cálculo coletado deve ser colocado em um recipiente seco e encaminhado ao laboratório para que possa ser feita a análise. Essa é a investigação cristalográfica ou mineralográfica, em que se analisam a estrutura e a composição do cálculo (Figura 9.1). No Brasil, poucos laboratórios detêm as técnicas corretas de análise (espectroscopia infravermelha ou difração de raio x). Outras técnicas usadas ainda no Brasil são obsoletas, como a microscopia polarizante e a análise química úmida. Uma outra dificuldade é que apenas uma minoria dos cálculos é recuperada para o exame, já que muitos pacientes não sabem da importância dessa análise.

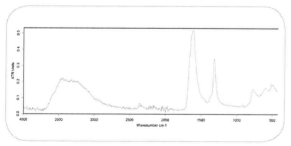 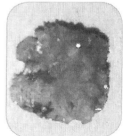

Figura 9.1 Espectro infravermelho de cálculo renal de oxalato de cálcio di-hidratado submetido à análise cristalográfica.

(cortesia da dra. Tamara da Silva Cunha)

A investigação simplificada deve ser feita sempre em casos sem recorrência e com análise da ureia, creatinina, PTH, ácido úrico, sódio, cálcio, fósforo, EAS e cultura. Outro exame que assume maior importância nos casos de investigação ampliada é a coleta da urina de 24 horas, em que é feita a análise dos sais que podem gerar cálculos e pelo qual é possível obter informações relevantes sobre a dieta.

Por que a urina deve ser colhida durante 24 horas ao longo do dia?

Deve-se coletar a urina durante 24 horas em razão da grande variação da taxa de eliminação de determinadas substâncias ao longo do dia. Uma coleta apenas não consegue ser eficaz para notar essas variações, sendo necessária uma segunda coleta em tempos diferentes. O exame costuma ser solicitado antes de se iniciar o tratamento medicamentoso, assim como deve ser repetido após o uso de medicamentos para checar a eficiência e o ajuste do tratamento estabelecido. Deve-se utilizar, como controle de qualidade de uma boa coleta de urina de 24 horas, a medida de creatininúria (dosagem de creatinina na urina), porque algumas vezes o paciente perde o conteúdo de urina ao longo do dia.

Como coletar a urina de 24 horas?

Ao se levantar, o paciente deve esvaziar a bexiga e anotar o horário. Essa primeira urina do dia deve ser desprezada e, a partir daí, a urina deve ser coletada por 24 horas.

Lembrar que toda a urina coletada de cada micção a partir da urina desprezada deve ser armazenada em frasco preparado com timol ou ácido bórico.

A amostra deve ser conservada em temperatura que varia de 2 a 8°C, sendo necessário armazená-la na geladeira enquanto ocorre a coleta.

Devem ser utilizados recipientes limpos, de preferência fornecidos pelo laboratório, e bem vedados, sem resquício de água. No caso de paciente mulher, ela não pode estar menstruada; para a coleta, deve utilizar um recipiente de boca larga e depois transferir a urina para garrafa apropriada.

A alimentação deve ser mantida normalmente durante a coleta, mas é preciso evitar o consumo de bebidas alcoólicas. Não realizar exercício físico.

Levar a amostra para o laboratório, identificar e aguardar a análise. Há laboratórios que já recebem material biológico domiciliar.

O que é analisado no sangue e na urina de 24 horas?

A análise é feita de acordo com cada tipo de cálculo urinário. Assim, são dosados oxalato, citrato e cálcio para investigar cálculos de oxalato de cálcio. Em caso de formação de cálculo de ácido úrico, é realizada a dosagem de ácido úrico e pH. Nos cálculos de estruvita (fosfato, amônio e magnésio), faz-se a cultura da urina para investigação de infecções associadas. Para cálculos de fosfato de cálcio, solicitam-se fósforo, cálcio e medida do pH. Também são analisados: sódio, para avaliação da quantidade ingerida de sal; ureia e fósforo, para avaliar a quantidade de proteína animal que está sendo ingerida; e volume urinário, para a avaliação da ingestão de líquidos.

Além disso, deve-se dosar o paratormônio (PTH) para diagnóstico de hiperparatireoidismo primário e realizar o teste do nitroprussiato para avaliar a presença de cistina.

Nos exames de sangue, costumam ser dosados o bicarbonato e a gasometria arterial. É importante sempre salientar que a doença calculosa pode ser perigosa à função renal, sendo dosadas ureia e creatinina.

Quando realizar a investigação metabólica?

Há evidências limitadas para apoiar o momento exato de realizar a avaliação metabólica. Na análise inicial, recomenda-se que o paciente deve estar livre de cálculos por, no mínimo, vinte dias, a partir da expulsão ou remoção do cálculo até a coleta da urina de 24 horas. Em pacientes realizando tratamento profilático com medicamentos, sugere-se nova avaliação metabólica entre 3 e 6 meses após início do tratamento. Uma vez que os parâmetros urinários forem normalizados, é suficiente realizar avaliação de urina de 24 horas a cada 12 meses.

A investigação metabólica direciona a prevenção da formação dos cálculos urinários?

Algumas medidas podem ajudar na prevenção da formação do cálculo urinário, principalmente as mudanças de estilo de vida. Alimentos ricos em citrato, como frutas, podem ajudar na prevenção de cálculos de oxalato de cálcio. Outra medida seria a perda de peso, mantendo-se dentro dos padrões ideais do índice de massa corporal (IMC). O médico ou nutricionista podem solicitar exames como a bioimpedância ou o percentual de gordura no corpo para ter maiores esclarecimentos.

Aumentar o pH urinário com orientação alimentar e medicamentosa prescrita por médicos é de fundamental importância no tratamento dos cálculos de ácido úrico. O pH entre 6,2 e 6,8 previne a formação de cálculo de ácido úrico e até mesmo facilita a dissolvição dos já existentes. Por outro lado, a diminuição do pH urinário através das medidas alimentares ou medicamentosas (ingestão de metionina e de cloreto de amônio) é comprovadamente eficaz na prevenção da formação de cálculos de estruvita, mas o papel do urologista na remoção cirúrgica é o mais importante. Há um perigo no uso crônico de vitamina C, que responde pela produção aumentada de oxalato, gerado pelo ascorbato, e por isso seu uso é contraindicado em pacientes com cálculos renais.

Quando solicitar cultura de urina?

Sempre se recomenda tal atitude em pacientes com sintomas de infecção urinária e naqueles em vias de serem submetidos ao tratamento cirúrgico urológico. Coletar urocultura também é uma prática em cálculos obstrutivos ou coraliformes, tanto no ambulatório como na emergência. Os cálculos de infecção são de estruvita ou de urato amônio, e o tratamento da infecção urinária por meio do correto diagnóstico é uma medida que ajuda no controle. Durante o procedimento cirúrgico desobstrutivo nos casos de suspeita clínica ou laboratorial de infecção urinária, é preferível que a coleta seja realizada em 3 sítios para melhor definição das bactérias:

- a urina pela uretra;
- a urina lateralizada da unidade renal acima do cálculo obstrutivo, antes da fragmentação do cálculo, por meio de aspiração via aparelho de ureteroscopia ou nefroscopia;
- o cálculo propriamente dito.

Na fragmentação do cálculo infectado, pode haver liberação maciça de antígenos e risco de resposta inflamatória intensa, sendo o uso racional do antibiótico recomendado.

Bibliografia

1. Assimos D, Krambeck A, Miller NL, Monga M, Murad MH, Nelson CP et al. Surgical management of stones: American Urological Association/Endourological Guideline. J Urol 2016; 196(4):1153-60.

2. Assimos D. Urine evaluation. Evaluation of the stone former. In: Denstedt J, Khoury S (eds). 2nd International Consultation on Stone Disease, 2007. Paris Editions 21, 2008.

3. Cameron MA, Sakhaee K. Uric acid nephrolithiasis. Urol Clin North Am 2007; 34(3):335-46.

4. Chandhoke PS. When is medical prophylaxis cost-effective for recurrent calcium stones? J Urol 2002; 168:937-40.

5. Coe FL, Evan A, Worcester E. Kidney stone disease. J Clin Invest 2005; 115(10):2598-608.

6. Danilovic A, Claro JFA. Excelência e alta complexidade em urologia. São Paulo: Edição do autor, 2015.

7. Danilovic A, Ferreira TAC. Litíase urinária: tratamento clínico. In: Rocha FET, Abrantes AS, Tomé ALF (eds.). Manual de urologia de consultório. São Paulo: Planmark, 2018.

8. Domingos F, Serra MA. História da litíase urinária – os primórdios da nefrologia. Rev Port Nefrol Hipert 2004; 18(3):143-53.

9. Hesse A, Tiselius HG, Jahnen A. Urinary stones: diagnosis, treatment and prevention of recurrence. Basel: Karger, 2002. p.73-91.

10. Hesse AT, Tiselius H-G, Siener R, Hoppe BB, Williams HE (eds). Urinary stones, diagnosis, treatment and prevention of recurrence. 3.ed. Basel: Karger, 2009.

11. Laur JDL. Manual de urología moderna. Buenos Aires: Athante, 2004.

12. Nayan M, Elkoushy MA, Andonian S. Variations between two 24 hour urine collections in patients presenting to a tertiary stone clinic. Can Urol Assoc J 2012; 6:30-3.

13. Norman RW, Bath SS, Robertson WG, Peacock M. When should patients with symptomatic urinary stone disease be evaluated metabolically? J Urol 1984; 132(6):1137-9.

14. Parks JH, Goldfisher E, Asplin JR, Coe FL. A single 24-hour urine collection is inadequate for the medical evaluation of nephrolithiasis. J Urol 2002; 167(4):1607-12.

15. Pasteur Medicina Diagnóstica – Medicina Laboratorial. Instruções de coleta. Coleta de urina de 24 horas. Disponível em: <http://www.pasteur.com.br/wp-content/uploads/2016/08/FO-032-03-Instrucoes-de-Coleta-coleta-de-urina-24-horas.pdf>. Acesso em: 27 mai. 2019.

16. Reis RB, Filho JCST, Simões FA. Guia rápido de urologia. Sociedade Brasileira de Urologia. São Paulo: Lemar, 2012/2013. p.146-9.

17. Rodrigues NJN, Wroclawski ER. Urologia: fundamentos para o clínico. São Paulo: Sarvier, 2000. p.162-5.

18. Saita A, Bonaccorsi A, Motta M. Stone composition: where do we stand? Urol Int 2007; 79(Suppl 1):16-19.

19. Türk C, Neisius A, Petrik A, Seitz C, Skolarikos A, Tepeler A et al. EAU Guidelines on urolithiasis. European Association of Urology. Edição 2017. Disponível em: <https://uroweb.org/wp-content/uploads/EAU-Guidelines-on-Urolithiasis_2017_10-05V2.pdf>. Acesso em: 27 mai. 2019.

20. Wollin DA, Kaplan AG, Preminger GM, Ferraro PM, Nouvenne A, Tasca A et al. Defining metabolic activity of nephrolithiasis – Appropriate evaluation and follow-up of stone formers. Asian J Urol 2018; 5(4):235-42.

CAPÍTULO 10

Tratamento da dor na cólica renoureteral

JÉSSICA RODRIGUES NOGUEIRA
CLÁUDIA ROLDÃO LEITE
RAFAEL LOPES MONTEIRO

Como se caracteriza a cólica renoureteral?

A cólica renoureteral é caracterizada por dor típica em região lombar e abdominal, súbita, com ou sem irritação peritoneal ou irradiação, podendo associar-se com sintomas urinários, náuseas, vômitos e sangramento urinário ativo ou frustro. Tem a nomenclatura renoureteral porque acompanha o trajeto dessas duas estruturas, podendo ser de origem renal ou ureteral. Na maioria das vezes, a distinção da origem somente pelos sintomas clínicos é imperfeita, devendo-se recorrer aos exames de imagem para verificação.

O que devo fazer quando começo a ter cólica?

O mais indicado é procurar o atendimento médico de urgência próximo ao evento. A proposta é diminuir os sintomas, principalmente dor, náusea e desidratação, com uso de medicação venosa. A obstrução do fluxo urinário causa distensão abrupta da pelve renal e da cápsula renal. Em 1975, Moody e colaboradores propuseram que a dor é mediada pela ação da prostaglandina E2 aumentada, causando contração ureteral, vasodilatação das arteríolas aferentes renais e diminuição da secreção de ADH, o que, em última análise, faz aumentar a diurese no primeiro momento. A urina escorre entre o ureter e o cálculo, baixando a tensão piélica e a dor. Depois, o ciclo repete-se por nova acomodação e impactação, caso não haja eliminação espontânea do cálculo.

O que é necessário para o tratamento da dor?

No serviço de saúde, as primeiras medicações aplicadas por via venosa são analgésicos simples e anti-inflamatórios não esteroidais (AINE), como dipirona, diclofenaco, indometacina, meloxicam, tenoxicam e ibuprofeno, justamente para bloquear a prostaglandina. Caso a dor persista, deve-se acrescentar medicações mais fortes, como cetorolaco, ou opioides fracos, como tramadol, nalbufina ou codeína. Em último caso, é preciso utilizar um opioide forte, como morfina, meperidina, metadona ou fentanil, e, se necessário, associar corticoide. Trata-se, portanto, da instituição da escada analgésica preconizada em 1986 pela Organização Mundial de Saúde (OMS). As medicações analgésicas atuam sinergicamente, potencializando as anteriores, embora carreguem seus efeitos colaterais.

No ambiente do pronto-socorro, segundo estudo americano, os pacientes que fazem uso de narcóticos ou opioides associados a anti-inflamatório ficam em média mais de 3 horas na admissão da emergência, e a taxa de internação é de 2 a 4 vezes mais frequente em comparação aos que usam somente anti-inflamatório. Na alta para casa, em pacientes sem indicação cirúrgica, a European Association of Urology (EAU) recomenda, nas diretrizes de 2018, usar diclofenaco via oral ou supositório, observando a função renal e os riscos cardiovasculares (insuficiência cardíaca, coronariopatia isquêmica, doença arterial periférica e doença cerebral). Também pode ser utilizado antiemético (metoclopramida, dimenidrinato ou ondansetrona) para tratar náusea e vômito, evitando desidratação. A dor visceral ativa o gânglio estrelado ou plexo solar, próximo da aorta, sendo o gatilho do vômito. O uso de antiespasmódicos como hioscina, isolados ou em associação com dipirona ou paracetamol, ainda tem baixo nível de evidência, mas é prática corriqueira no Brasil. A tansulosina, um alfabloqueador potente, bloqueia os receptores alfa-adrenérgicos do ureter e da bexiga, dilata o ureter e a junção ureterovesical (local mais frequente de impactação do cálculo) e reduz o episódio álgico e sua recorrência.

É necessário hidratar?

A hidratação é uma medida importante e intuitiva de prevenção na formação do cálculo renal. Já no tratamento da fase aguda na vigência da dor, é importante que haja hidratação na medida certa, conforme a necessidade do paciente, que será calculada no atendimento médico. O peristaltismo ureteral eficiente se dá com a coaptação da sua parede acima da zona de obstrução em um estado de normovolemia. Se hiperidratar, não haverá essa coaptação nem o peristaltismo necessário para mover o cálculo. Isso é tão verdadeiro que pacientes com nefrostomia (tubo nas costas ligado ao rim que despressuriza a via urinária alta) conseguem eliminar o cálculo do ureter por haver a dita coaptação. Teoricamente, a atitude de hiperidratar pode piorar a dor e trazer complicações como a ruptura do fórnix renal, parte mais vulnerável da via excretora, nos casos de impactação. Não existe comprovação que a hiperidratação ajude na expulsão dos cálculos, porém é um método muito usado no ambiente do pronto-socorro, pois a boca do paciente fica seca e existe a ideia de que tudo aquilo é em decorrência da falta da ingestão de água.

Terapias alternativas funcionam para conter a crise renal?

Acupuntura tem sido encorajada pela American Urological Association (AUA) para o tratamento das dores de origem urológica, inclusive como política governamental para evitar a epidemia de uso de opioides. Uma das portas de entrada desse tipo de adição é a crise renal no pronto-socorro. O agulhamento setorizado promove estímulos hormonais, com produção aumentada de opiáceos naturais, endorfina, serotonina e norepinefrina, diminui o estresse e evita a recorrência da dor. Ioga, apesar de bem estudada, ainda não tem reconhecimento científico no controle da dor de origem ureteral, porém, acredita-se que as várias mudanças de posição podem facilitar a eliminação do cálculo do ureter. Surpreendentemente, há 30% de resposta de analgesia rápida ao uso de placebo no pronto-socorro nos casos mais dolorosos de cólica renal, e esse fato justifica ainda a não compreensão de toda a fisiopatologia da dor. Outras terapias são: hidroterapia, quiropraxia, hipnose, meditação e acupressão. No Brasil, o consumo de fitoterápicos (garrafada ou raizeiro) é estimulado na fase aguda da dor, porém ainda não há comprovação científica.

Até quando esperar a eliminação do cálculo no ureter?

Boa parte dos pacientes com cálculos ureterais são sintomáticos e, quando menores de 10 mm e sem sinais de obstrução das vias urinárias, os cálculos podem ser manejados com medicação ou apenas observação, sem necessidade de tratamento cirúrgico. Parece óbvio, mas os cálculos com maior chance de eliminação são pequenos, distais e localizados no lado direito. Quando em posição ureteral, existe grande possibilidade de eliminação quando menores ou iguais a 4 mm. Entre 4 mm e 1 cm, sua taxa de eliminação reduz de maneira drástica, sendo que raramente um cálculo maior que 1 cm é eliminado espontaneamente. Assim, sempre que o cálculo ureteral for menor que 1 cm, pode-se tentar a eliminação espontânea por um período de 1 mês, desde que haja um bom controle álgico, sem sinais de infecção, sem sinais de obstrução das vias urinárias e com função renal normal. Estudos recentes esperam até 6 semanas de obstrução urinária de origem ureteral, sem repercussão clínica ou laboratorial. A partir daí, pode surgir perda renal irrecuperável e o tratamento operatório intervencionista se impõe. Nesse quesito, uma boa relação médico-paciente estabelece o próximo passo e respeita a autonomia do paciente.

Então, quando se deve indicar a cirurgia no cálculo ureteral?

Segundo a American Urological Association (AUA) (2016), a cirurgia está indicada nos seguintes casos:

- cálculos maiores que 1 cm;
- dor refratária ao uso de analgésicos;
- sinais de obstrução ureteral ou renal;
- sinais de infecção clínico-laboratorial;
- alteração da função renal;
- rim transplantado;
- vômitos incoercíveis;
- grávidas em trabalho de parto prematuro ou com descolamento placentário;
- paciente monorrenal com prejuízo clínico;
- casos em que a doença acarreta limitações profissionais;
- viagens (inclusive pilotos, embarcados e tripulantes);
- previsão de deslocamentos para áreas remotas.

A European Association of Urology (EAU), em sua diretriz de 2018, não define o tamanho do cálculo do ureter para fins de abordagem cirúrgica, mas comenta que 6 mm seria um tamanho razoável. A Sociedade Brasileira de Urologia (SBU) não definiu o tamanho do cálculo urinário em sua última publicação de 2005 nem em suas aulas digitais recentes hospedadas no seu sítio. Quando não são operados, os pacientes apresentam, além de dor intensa e recorrente, sintomatologia de grau variado de constipação, náusea, vômitos, edema e aumento da pressão arterial, e esse quadro deve ser explicado para o paciente na tomada de decisão.

Bibliografia

1. Assimos D, Krambeck A, Miller NL, Monga M, Murad MH, Nelson CP et al. Surgical management of stones: American Urological Association/Endourological Guideline. J Urol 2016; 196(4):1153-60.

2. Bansal AD, Hui J, Goldfarb DS. Asymptomatic nephrolithiasis detected by ultrasound. J Am Soc Nephrol 2009; 4(3):680-4.

3. Bultidude M. Rees J. Management of renal colic. BMJ 2012; 345:5499.

4. Claros OR, Silva CHW, Consolmagno H, Sakai AT, Freddy R, Fugita OEH. Current practices in the management of patients with ureteral calculi in the emergency room of a university hospital. Clinics 2012; 67(5):415-8.

5. Coll DM, Varanelli MJ, Smith RC. Relationship of spontaneous passage of ureteral calculi to stone size and location as revealed by unenhanced helical CT. Am J Roentgenol 2002; 178:101-3.

6. Da Nova TP, Oliveira P, Vinhaes AFJ. Cólica renal. Rev Bras Med 2007; 64(6):243-8.

7. Domingos F, Serra MA. História da litíase urinária – os primórdios da nefrologia. Rev Port Nefrol Hipert 2004; 18(3):143-53.

8. Holdgate A, Pollock T. Systematic review of the relative efficacy of non-steroidal anti-inflammatory drugs and opioids in the treatment of acute renal colic. BMJ 2004; 12:328(7453).

9. Laerum E, Ommundsen OE, Gronseth JE, Christiansen A, Fagertun HE. Oral diclofenac in the prophylactic treatment of recurrent renal colic. A double-blind comparison with placebo. Eur Urol 1995; 28(2):108.

10. Macedo Júnior A, Lima SVC, Streit D, Barroso Jr. U. Urolitíase na infância. In: Urologia pediátrica. São Paulo: Roca, 2004. p.291-2.

11. Machado C. Urinary lithiasis and endourology. Cálculo do trato urinário inferior. Programa de Educação Continuada para o Título de Especialista da Sociedade Brasileira de Urologia. [Acesso restrito]. Setembro 2018.

12. Neves T, Monteiro P, Canhoto A, Monteiro H. A terapêutica médica expulsiva na litíase do aparelho urinário. Acta Urol 2010; 4:43-8.

13. Picozzi SCM, Marenghi C, Casellato S, Ricci C, Gaeta M, Carmignani L. Management of ureteral calculi and medical expulsive therapy in emergency departments. J Emerg Trauma Shock 2011; 4(1):70-6.

14. Porpiglia F, Fiori C, Ghignone G, Vaccino D, Billia M, Morra I et al. A second cycle of tamsulosin in patients with distal ureteric stones: a prospective randomized trial. BJU Int 2009; 103(12):1700-3.

15. Portis A, Jain N, Portis J, Neises S. MP02-18 Non-narcotic emergency management of renal colic improves length of stay and discharge rate. American Urological Association. J Urol 2018; 199(4S):e19.

16. Preminger GM, Tiselius HIG, Assimos DG, Alken P, Buck C, Gallucci M et al. Guideline for the management of ureteral calculi. J Urol 2007; 178(6):2418-34.

17. Resim S, Ekerbicer H, Ciftci A. Effect of tamsulosin on the number and intensity of ureteral colic in patients with lower ureteral calculus. Int J Urol 2005; 12(7):615-20.

18. Reynard J, Brewster S, Biers S. Oxford handbook of urology. 3.ed. Oxford: Oxford University Press, 2013.

19. Seits C, Liatsikos E, Porpiglia F, Tiselius HG, Zwergel U. Medical therapy to facilitate the passage of stones: what is the evidence? Eur Urol 2009; 56(3):455-71.

20. Singh A, Alter HJ, Littlepage A. A systematic review of medical therapy to facilitate passage of ureteral calculi. Ann Emerg Med 2007; 50(5):552-63.

21. Srougi M, Dall'oglio M, Cury S. Urgências urológicas. Clínica Brasileira de Cirurgia. Colégio Brasileiro de Cirurgia. Ano X. Volume I. São Paulo: Atheneu, 2005.

22. Stoller ML, Meng MV. Urinary stone disease: the practical guide to medical and surgical management. Totowa: Humana Press, 2007.

23. Türk C, Neisius A, Petrik A, Seitz C, Skolarikos A, Tepeler A et al. EAU Guidelines on urolithiasis. European Association of Urology. Edição 2017. Disponível em: <https://uroweb.org/wp-content/uploads/EAU-Guidelines-on-Urolithiasis_2017_10-05V2.pdf>. Acesso em: 27 mai. 2019.

Terapia médica expulsiva (TME)

BRUNO VILALVA MESTRINHO
OMAR NAYEF FAKHOURI
ISAC CÉSAR ROLDÃO LEITE

Em que consiste a TME do cálculo ureteral?

O termo TME é cunhado do inglês *medical expulsive therapy* (MET). A terapia médica expulsiva consiste no uso de drogas relaxantes da musculatura ureteral a fim de reduzir a frequência e o tônus da peristalse ureteral, aumentar o calibre funcional do ureter e, assim, facilitar a eliminação dos cálculos. Peristalse é o movimento involuntário que faz a propulsão da urina formada no rim para a bexiga. Após a instituição de TME, 55% dos casos são resolvidos espontaneamente quando comparados apenas com analgesia (59% com alfabloqueador e 50% com bloqueador dos canais de cálcio).

As principais classes de fármacos utilizadas são os antagonistas alfa-adrenérgicos, os antagonistas dos canais de cálcio e os inibidores da fosfodiesterase 5 (PDE5), associados ou não ao uso de corticosteroides. Não existe indicação formal desses medicamentos para esse fim, sendo, portanto, um uso *off-label* (fora da bula). O paciente deve saber dessa peculiaridade por questões judiciais. Já foi tentado adesivo de nicotina e de trinitrato de gliceril, um tipo de nitroglicerina, porém sem sucesso.

Qual é o mecanismo de ação desses fármacos?

Os receptores alfa-adrenérgicos são divididos em alfa-1a, alfa-1b e alfa-1d. Os receptores alfa-1d são encontrados predominantemente no ureter. Isso faz com que os antagonistas alfa-adrenérgicos (alfuzosina, silodosina, doxazosina e principalmente tansulosina) inibam o peristaltismo ureteral e abram o colo vesical e a junção ureterovesical (JUV). O bloqueio desses receptores muscarínicos impede a ação da acetilcolina. Já os antagonistas dos canais de cálcio atuam na célula muscular lisa, reduzindo o cálcio intracelular para promover o relaxamento ureteral. O principal antagonista dos canais de cálcio para a terapia expulsiva ureteral é a nifedipina de absorção lenta, porém o uso dessa medicação está em descrédito em razão de seus efeitos colaterais e do menor controle da dor. Outra classe são os inibidores da fosfodiesterase-5, que promovem dilatação do ureter, também com uso ainda experimental. Essa medicação é usada para tratamento da disfunção erétil e também da hiperplasia benigna prostática. Teoricamente, os corticosteroides podem ser associados a essas classes de fármacos, aliviando a dor e ajudando a expulsar o cálculo. Entretanto, recentemente, após trabalhos prospectivos e randomizados, não há mais indicação do uso de corticoide ou de PDE5 em associação à tansulosina.

Qual é a duração da TME?

Antigamente, os pacientes faziam ciclos iniciais de 10 dias de tratamento com tansulosina e metilprednisolona (corticoide com função anti-inflamatória potente). Se nesse período o cálculo não fosse eliminado espontaneamente, era recomendado um novo ciclo somente de tansulosina a fim de totalizar 20 a 40 dias para pacientes sem complicações.

Quais pacientes podem se submeter à TME?

Atualmente, recomenda-se uso de tansulosina uma vez ao dia por 4 a 6 semanas, além de analgesia adequada e monitorização semanal com o urologista. Outros alfabloqueadores podem ser usados com custo menor, porém com mais efeitos colaterais por serem menos seletivos. A tansulosina deve ser utilizada em pacientes com litíase ureteral não complicada, ou seja, sem necessidade inequívoca de derivação:

- sintomatologia controlável com medicamento;
- ausência de infecção;

- sem dilatação excessiva da via excretora ou ruptura do fórnix renal;
- ausência de insuficiência renal significativa;
- tamanho, forma e localização do cálculo favoráveis para eliminação espontânea.

Na maioria das vezes, os cálculos pequenos são expelidos por si só e teoricamente não precisam de dilatadores farmacológicos do ureter. A TME age melhor em cálculos maiores ou iguais a 5 mm e em topografia de ureter distal. Após início bem-sucedido nessas duas situações, seu uso foi expandindo para cálculos de todos tamanhos e em toda extensão do ureter. Entretanto, não se preconiza seu uso no cálculo renal. Outra forma de TME é associar, em terapia não operatória, tansulosina à alcalinização da urina com bicarbonato de sódio nos cálculos obstrutivos ureterais maiores que 8 mm e formados por ácido úrico. Recentemente a TME também tem sido indicada após fragmentação no tratamento da rua de cálculo (fragmentos do cálculo migrados para o ureter após sua fragmentação), depois de o paciente ser submetido à cirurgia renal percutânea, ureterorrenolitotripsia ou litotripsia extracorpórea, diminuindo a cólica e aumentando a taxa de eliminação. Pode ser a solução não operatória mais racional no primeiro momento.

Quais são os efeitos colaterais da tansulosina?

No caso da TME, os efeitos colaterais acontecem em 4% dos casos. Pode provocar diminuição da pressão arterial, que, em casos raros, pode levar à hipotensão postural, principalmente em idosos e mulheres jovens. Aos primeiros sinais de pressão baixa ao se levantar, como tontura e fraqueza, o paciente deve se sentar ou se deitar até o desaparecimento dos sintomas. Outra complicação é a ejaculação retrógrada nos homens. Pacientes com insuficiência renal ou hepática grave devem ser tratados com cautela. Em mulheres, a tansulosina pode ser utilizada sem problemas. Pacientes alérgicos ao princípio ativo da tansulosina não devem utilizá-la. Os bloqueadores do canal de cálcio apresentam 15% de efeitos colaterais, sendo, portanto, menos utilizados.

Pode ser utilizada em grávidas e em crianças?

Em crianças e gestantes, não há ainda trabalhos conclusivos, principalmente em relação aos efeitos colaterais. Portanto, não é recomendado, apesar do uso deliberado mundo afora. Principalmente por questões legais, a recomendação dos próprios laboratórios distribuidores da tansulosina é sua contraindicação em pacientes menores de 16 anos.

Se a TME não for efetiva no cálculo ureteral, qual tratamento deve ser feito?
Apesar de fazer parte das diretrizes atuais das duas principais sociedades urológicas mundiais, a American Urological Association (AUA) e a European Association of Urology (EAU), alguns poucos estudos recentes, controlados e randomizados, não comprovaram a eficácia no uso de alfabloqueadores em cálculos ureterais de até 10 mm, e essa polêmica deve ser esclarecida nos próximos anos.

Se a terapia expulsiva ureteral não for eficaz, o urologista deve considerar tratamentos mais invasivos, como a litotripsia extracorpórea de ondas de choque (LECO) ou a ureteroscopia (URS) com uso do *laser*. No cálculo ureteral, a LECO tem resultado inferior na taxa livre de cálculo (*stone-free*), enquanto a ureteroscopia apresenta taxas de complicação anestésico-cirúrgica maiores.

Como já mencionado, após aplicação de LECO, ureteroscopia ou cirurgia percutânea (com ou sem formação de rua de cálculo), há espaço para uso subsequente de TME a fim de ajudar na eliminação de fragmentos calculosos residuais, diminuindo inclusive o uso de analgésicos e de complicações graves. A TME pode também ser utilizada como coadjuvante antes desses procedimentos, em casos de cálculos acima de 10 mm no rim ou no ureter. Há serviços estadunidenses que prescrevem tansulosina 1 a 2 semanas antes de nefrolitotripsia endoscópica, facilitando inclusive a introdução da bainha ureteral e o sucesso do procedimento.

Há indicação de dissolução de cálculo (quemólise) de ácido úrico com bicarbonato ou citrato?
Atualmente, a maioria dos pacientes que desenvolve cálculos de ácido úrico não possui gota. Entretanto, entre os pacientes que se apresentam com crise de gota, o risco de formar cálculos é cumulativo (cerca de 1% ao ano) se mudanças do estilo de vida não forem iniciadas. Nem sempre os cálculos são de ácido úrico puro (podem conter oxalato de cálcio), dificultando sua dissolução completa. Uma vez que o ácido úrico cristaliza em ambiente ácido, a quemólise é indicada por meio da alcalinização da urina, evitando a cristalização, a nucleação

e a agregação de moléculas precursoras do cálculo. Deve-se atentar para o uso crônico de citrato ou bicarbonato de sódio por mudanças do pH e por aporte de sódio. A dose deve ser calculada pelo médico, e o controle do pH na urina deve ser rigoroso. Há relatos de uso de ácidos para dissolver o cálculo de estruvita, mas a cirurgia ainda é o principal tratamento.

BIBLIOGRAFIA

1. Assimos D, Krambeck A, Miller NL, Monga M, Murad MH, Nelson CP et al. Surgical management of stones: American Urological Association/Endourological Guideline. J Urol 2016; 196(4):1153-60.

2. Baptistussi MD, Casseb G, Andrade MF. Litíase urinária: tratamento cirúrgico. In: Rocha FET, Abrantes AS, Tomé ALF (eds). Manual de urologia de consultório. São Paulo: Planmark, 2018.

3. Mazzucchi E, Srougi M. O que há de novo no diagnóstico e no tratamento da litíase urinária? Rev Assoc Med Bras 2009; 55(6):723-8.

4. Neves T, Monteiro P, Canhoto A, Monteiro H. A terapêutica médica expulsiva na litíase do alto aparelho urinário. Acta Urológica 2010; 4:43-8.

5. Pradham M, Poudyal S, Chapagain S, Luitel BR, Chalise PR. Efficacy of tamsulosin in expulsion of lower ureteric stone up to 10 mm. J Urol Res 2017; 4(2):1185.

6. Reis RB, Filho JCST, Simões FA. Guia rápido de urologia. 1.ed. São Paulo: Lemar, 2012.

7. Reynard J, Brewster S, Biers S. Oxford handbook of urology. 3.ed. Oxford: Oxford University Press, 2013.

8. Türk C, Neisius A, Petrik A, Seitz C, Skolarikos A, Tepeler A et al. EAU Guidelines on urolithiasis. European Association of Urology. Edição 2017. Disponível em: <https://uroweb.org/wp-content/uploads/EAU-Guidelines-on-Urolithiasis_2017_10-05V2.pdf>. Acesso em: 27 mai. 2019.

CAPÍTULO 12

Tratamento clínico do cálculo renal

VINÍCIUS AUGUSTO DOURADO ARAGÃO
HELENO FERNANDES JÚNIOR
RAMIRO DOURADO MARANHÃO

Como deve ser realizada a triagem diante de um paciente com suspeita de cálculo renal?

Na triagem, são avaliados os seguintes aspectos na anamnese médica:

- **Doenças ou condições já existentes:** gota, diabetes mellitus, obesidade, sarcoidose, acromegalia, hiperparatireoidismo, cirurgia bariátrica, malabsorção intestinal, síndrome metabólica, doença renal policística do adulto, hiperidrose e nefrocalcinose.
- **Hábitos alimentares (estilo de vida ocidental):** baixa ingestão hídrica diária, dieta com alto consumo de sódio e de purinas derivadas de animais e com baixo consumo de frutas e vegetais.
- **Medicações e suplementos alimentares:** uso regular de determinadas classes farmacológicas ou alimentares que influenciam a formação de cálculos renais, como diuréticos, laxantes, estimulantes, termogênicos, hormônios, polivitamínicos, poliminerais, proteínas, etc.
- **Exames laboratoriais:** análise do cálculo renal propriamente dito, exames de sangue e de urina de 24 horas e, se necessário, urocultura.

Quanto de líquido os pacientes formadores de cálculo podem ingerir?

O volume urinário é o principal regulador da concentração de fatores de formação de cálculos. A ingestão de líquidos é o principal determinante do volume de urina e, como tal, a alta ingestão de líquidos é um componente crítico da prevenção de pedra. Contudo, não existe um volume limite de urina, mas acredita-se que seja de, pelo menos, 2 a 2,5 litros por dia. Em função de perdas insensíveis e da ingestão variável de fluido contida nos alimentos, uma recomendação universal para a ingestão total de líquidos é em torno de 2,5 a 3 litros por dia.

Qual a quantidade diária de ingestão de cálcio e de sal para os formadores crônicos de cálculo urinário?

Apesar de o excesso de cálcio na urina ser uma causa muito frequente de formação de cálculos urinários, reduzir a ingestão de alimentos ricos em cálcio pode intensificar ainda mais a formação dos cálculos. Ao contrário do que se poderia pensar intuitivamente, quando reduzimos a ingestão de cálcio dos alimentos, o resultado final não é formar menos cálculo. No caso de cálculos de oxalato de cálcio, um mecanismo potencial para explicar esse aparente paradoxo é que a menor ingestão de cálcio resulta em cálcio insuficiente para se ligar ao oxalato dietético no intestino, aumentando, assim, a absorção de oxalato e a excreção urinária de oxalato.

A ingestão total de cálcio deve ser normal e não necessita que seja excessiva. Restringir pode resultar em agravamento do quadro. Se um paciente com urolitíase de cálcio usa suplementos de cálcio, ele deve coletar amostras de urina de 24 horas, dentro e fora do uso do suplemento, para definição de conduta. Os pacientes com cálculos de cálcio e com citrato urinário relativamente baixo devem aumentar a ingestão de frutas e vegetais e limitar a proteína animal não láctea. O sal carrega o cálcio para a urina (hipercalciúria), portanto recomenda-se fortemente a redução da ingestão de sal em todos os pacientes que formam cálculos renais.

Em quais casos está indicado o uso do citrato de potássio?

Citrato de potássio é um medicamento indicado para pacientes que tenham cálculos de cálcio recorrentes e valor baixo de citrato urinário. Diversos estudos científicos já demonstraram que a complementação com potássio está associada à redução de risco de recorrência de cálculos de cálcio. O citrato inibe o fenômeno de epitaxia (fenômeno em que, após a formação do núcleo do cálculo, há depósitos concêntricos do mesmo mineral ou de outros, como se fosse um recheio). Além disso, esse medicamento é recomendado para pacientes que tenham cálculos de cistina e de ácido úrico. O citrato de potássio torna a urina menos ácida, processo conhecido como alcalinização, e dificulta a formação desses cálculos. O acompanhamento médico deve ser muito próximo porque o pH deve ser constantemente monitorado.

Em quais casos está indicado o uso do alopurinol?

O alopurinol deve ser utilizado em pacientes que tenham cálculos recorrentes formados por ácido úrico e que apresentem elevação do nível de ácido úrico na urina, já que esse medicamento atua como apoio ao tratamento de alcalinização. Ele também age na diminuição da formação de ácido úrico, inibindo a enzima xantina oxidase, que converte a xantina em ácido úrico. Entretanto, o alopurinol não deve ser a principal opção para pacientes com cálculo renal de ácido úrico. Há casos de formação de cálculos de xantina após a terapia a longo prazo com alopurinol e os efeitos colaterais do seu uso são erupções cutâneas, náuseas e vômitos. Há, no mercado, uma opção ao alopurinol, o febuxostato, outro inibidor da enzima xantina oxidase. Para os pacientes que apresentam cálculos de oxalato de cálcio recorrentes ou pessoas que foram adequadamente abordadas, mas a formação de cálculo persiste, pode ser considerado o uso de diuréticos tiazídicos e/ou citrato de potássio para tratamento guiado pelos exames de urina de 24 horas.

Qual é o limite de ingestão de sódio e proteína para um paciente com cálculo de cistina?

Os pacientes com cálculos de cistina devem evitar a ingestão de sódio (sal de cozinha) e proteína (carnes e derivados). Esses pacientes apresentam altas taxas de recidiva de pedra. A restrição dietética de sódio deve ser aconselhada, uma vez que uma menor ingestão de sódio reduz a excreção de cistina. A limitação da ingestão de proteína tem sido sugerida como um meio de diminuir a carga de substrato de cistina, uma vez que todos os alimentos de origem animal e vegetal são ricos em cistina e metionina (feijão, ovos, peixe, alho, lentilhas, carne, nozes, cebola, soja, semente, aves, brócolis, pimentão e iogurte). A metionina é metabolizada em cistina, solução insolúvel na urina, e é um aminoácido essencial.

Quando é recomendado o uso de tiopronina?

Drogas como a tiopronina (alfa-mercapto-propionil-glicina) são responsáveis por reduzir os níveis de cistina na urina. Assim, seu uso é orientado em casos de pacientes com cálculo de cistina que não respondem às terapias iniciais, como mudança na dieta e alcalinização da urina, ou casos em que existam massas formadas por cálculos grandes e recorrentes. Outras opções medicamentosas são D-penicilamina e captopril, com resultados piores. Todos os medicamentos prescritos necessitam de acompanhamento médico altamente especializado.

Quando pode ser administrado o ácido aceto-hidroxâmico?

O ácido aceto-hidroxâmico inibe a enzima urease, que é produzida por bactérias e favorece a formação de cálculo. Entretanto, o uso dessa droga pode causar cefaleia, ansiedade, *rash* cutâneo e tremores. Sendo assim, sua principal utilização é para casos em que os pacientes, mesmo tendo passado pelas opções de tratamento cirúrgico, ainda apresentem cálculos de estruvita recorrentes ou residuais, ou para pessoas que não possam ser operadas. Metionina e cloreto de amônio são pouco usados como coadjuvantes para acidificar a urina nos portadores de cálculo de estruvita porque tem efeitos colaterais proibitivos.

Resumindo, quais são os principais medicamentos usados pelos pacientes com nefrolitíase e suas peculiaridades?

Agente	Uso racional	Dose	Considerações	Tipos de cálculo
Citrato	Alcalinização, hipocitratúria e inibição do oxalato de cálcio	10 a 30 mEq	Monitorar o pH urinário	Oxalato de cálcio, ácido úrico e cistina
Alopurinol	Hiperuricosúria e hiperuricemia	100 a 300 mg	Corrigir a dose na insuficiência renal	Oxalato de cálcio, ácido úrico, urato de amônio e 2,8-di--hidroxiadenina
Cálcio	Hiperoxalúria entérica	1.000 mg	Ingerir 30 minutos antes da refeição	Oxalato de cálcio
Captopril	Cistinúria	75 a 150 mg	Segunda linha	Cistina
Febuxostato	Hiperuricosúria e hiperuricemia	80 a 120 mg	Contraindicado na gota aguda	Ácido úrico
Magnésio	Hipomagnesiúria e hiperoxalúria entérica	200 a 400 mg	Diarreia	Oxalato de cálcio
Bicarbonato de sódio	Alcalinização e hipocitratúria	4,5 g	Possui sódio em sua composição	Oxalato de cálcio, ácido úrico e cistina
Piridoxina	Hiperoxalúria primária	5 mg/kg	Polineuropatia	Oxalato de cálcio
Tiazídico	Hipercalciúria	25 mg	Elevação do colesterol e diminuição do potássio	Oxalato de cálcio e fosfato de cálcio
Tiopronina	Cistinúria	250 mg	Monitorar o hemograma	Cistina

Qual é o exame utilizado para acompanhamento após início do tratamento do cálculo renal?

Em até 6 meses após o início do tratamento, deve ser feita nova coleta de urina de 24 horas. Esse exame possibilitará ao médico avaliar a adesão do paciente e a resposta ao tratamento ofertado. É recomendável que se faça análise sérica das medicações e metabólitos periodicamente para acompanhar os efeitos causados pelas drogas.

BIBLIOGRAFIA

1. Amaro JL, Tomé ALF. Proteus: palestras e reuniões, organização para preparação de Título de Especialista em Urologia – SBU/SP. São Paulo: Planmark, 2017.

2. Assimos D, Krambeck A, Miller NL, Monga M, Murad MH, Nelson CP et al. Surgical management of stones: American Urological Association/Endourological Guideline. J Urol 2016; 196(4):1153-60.

3. Baptistussi MD, Casseb G, Andrade MF. Litíase urinária: tratamento cirúrgico. In: Rocha FET, Abrantes AS, Tomé ALF (eds). Manual de urologia de consultório. São Paulo: Planmark, 2018.

4. Calado AA, Cavalcanti GA, Foinquinos RC. Urologia geral para estudantes de Medicina. Faculdade de Ciências Médicas da Universidade de Pernambuco (UPE). Recife: Editora da UPE, 2010.

5. Danilovic A, Ferreira TAC. Litíase urinária: tratamento clínico. In: Rocha FET, Abrantes AS, Tomé ALF (eds). Manual de urologia de consultório. São Paulo: Planmark, 2018.

6. Mazzucchi E, Danilovic A, Srougi M, Vicentini F. Técnicas avançadas em endourologia. São Paulo: Edição do autor, 2014.

7. Prando A, Prando D, Caserta NMG, Bauar Jr T. Urologia – diagnóstico por imagem. São Paulo: Sarvier, 1997.

8. Sociedade Brasileira de Urologia; American Urological Association. Diretrizes – Guia de bolso. Uma referência rápida para os urologistas. Disponível em: <http://portaldaurologia.org.br/medicos/wp-content/uploads/2017/08/guideline_AUA_SBU-ilovepdf-compressed.pdf>. Acesso em: 25 mai. 2019.

9. Türk C, Neisius A, Petrik A, Seitz C, Skolarikos A, Tepeler A et al. EAU Guidelines on urolithiasis. European As-sociation of Urology. Edição 2017. Disponível em: <https://uroweb.org/wp-content/uploads/EAU-Guidelines-on-Urolithiasis_2017_10-05V2.pdf>. Acesso em: 27 mai. 2019.

CAPÍTULO 13

Recomendações dietéticas e prevenção

CRISTIANO RICARDO MARTINS TEIXEIRA
CLÁUDIA ROLDÃO LEITE
RAFAEL LOPES MONTEIRO
THALITA LIMA MELO

Quais cuidados devemos ter em relação à ingestão de água?

Uma boa ingestão de água ao longo do dia é a melhor forma de prevenir a formação de novos cálculos. Tornar a urina mais diluída dificulta a formação de cristais por alteração das condições físico-químicas e por favorecer inibidores da litogênese, lavando permanentemente a via urinária (*wash out*) dos pequenos cálculos em formação. Vale lembrar que um cálculo grande já foi pequeno no passado. Um indivíduo "formador crônico" de cálculo elimina, em média, 1,6 litro de urina por dia. Recomenda-se, para esse paciente específico, a ingestão de 3 litros de líquidos para produção de, no mínimo, 2,5 litros de urina por dia. Outra dica é observar se a urina está límpida e inodora, ou seja, menos concentrada. Infelizmente, após campanhas e orientações para pacientes calculosos com alto risco de recorrência, houve apenas um aumento médio da ingestão de 300 mL de líquido por dia nesse grupo-alvo.

No sentido de prevenir o cálculo, é possível encontrar, hoje em dia, água mineral com baixo sódio, cálcio normal e alto teor de bicarbonato (água alcalina), ainda sem benefício comprovado. Por outro lado, o consumo de *hard water* (alto teor de cálcio) em comparação à *soft water* (baixo teor de cálcio) parece ter efeito protetor. A água gaseificada (carbonatada ou com gás carbônico) parece proteger também, mas sem evidência científica. Paradoxalmente, pacientes que ingerem mais de 4 litros de líquido por dia (polidipsia orgânica ou psicogênica) diluem a urina, principalmente os fatores protetores, e promovem um quadro de diminuição do sódio no sangue (hiponatremia dilucional). Isso resulta instintivamente em maior ingestão de sal, que carreia mais cálcio na urina e, consequentemente, contribui para a formação de cálculo renal.

Consumir refrigerantes e sucos industrializados aumenta a formação de cálculos?

É provável que sim. Apesar de o papel dessas bebidas adoçadas na formação dos cálculos ainda não estar bem esclarecido, o elevado conteúdo de oxalato e fósforo e a frutose utilizada como adoçante (xarope de milho e sacarose) levam a uma maior excreção urinária de oxalato e cálcio, aumentando o risco de formar cálculos.

Então devo me preocupar também com a frutose que vem das frutas?

Não. A frutose presente nas frutas não tem o mesmo efeito da frutose livre encontrada nas bebidas adoçadas (refrigerantes e sucos industrializados). Além disso, a quantidade de frutose encontrada nas frutas é menor e, em razão da presença de fatores inibidores da formação de cálculos como citrato, magnésio e potássio, as frutas exercem papel importante na prevenção e no tratamento dos cálculos renais.

Posso tomar chás com propriedades diuréticas?

Sem dúvida, o consumo de chás pode ajudar em virtude de sua ação diurética. Desse modo, a prevenção da formação dos cálculos renais, seja na incidência (primeira formação) ou na recorrência (formação de novos cálculos), pode ser realizada também pela associação do consumo de chás. Entretanto, recomenda-se dar preferência aos chás de ervas, flores e frutas, visto que os chás preto e mate contêm elevada quantidade de oxalato, podendo favorecer a agregação de cristais pela maior excreção urinária desse componente.

Na cultura popular brasileira, faz-se uso de plantas diuréticas ou raizeiras, como abacateiro, cana-do-brejo, dente-de-leão, salsa, cavalinha, laranja-da-terra, uva-ursina, sofre-do-rim-quem-quer (*Duguetia furfuracea*), chapéu-de-couro, dentre outros. Contudo, não existem comprovações científicas sobre os benefícios e prejuízos do uso dessas plantas. Portanto, seu uso clínico não é recomendado. A única planta avaliada adequadamente por estudo científico clínico é a *Phyllantus niruri*, mais conhecida como chá de quebra-pedra, que demonstrou redução na excreção urinária de cálcio em indivíduos com hipercalciúria. Além disso, em estudo com animais, demonstrou capacidade de impedir a agregação de oxalato de cálcio aos cristais já existentes no rim, diferentemente da promessa trazida em seu nome popular. O uso da infusão de *Phyllantus niruri* foi liberado para uso pela Agência Nacional de Vigilância Sanitária (Anvisa) em 2010.

O consumo de pequenas quantidades de vinho parece contribuir para uma menor incidência de cálculo urinário, possivelmente pela presença de substâncias antioxidantes e aumento da diurese, ao contrário do consumo de cerveja, que favorece uma maior excreção de ácido úrico em indivíduos com hiperuricosúria e deve ser desestimulado nessa população. O uso crônico de substâncias diuréticas deve ser adequadamente orientado e supervisionado pelo médico ou nutricionista, visto que pode levar à desidratação crônica.

Preciso diminuir a quantidade de leite e derivados por causa do cálcio?

Pelo contrário, uma dieta balanceada que inclua leite e seus derivados deve ser mantida, já que fornece a quantidade de cálcio necessária para o nosso organismo. Apesar de não ser tão recente, um estudo de 1993 demonstrou que homens idosos sadios com restrição de cálcio na dieta apresentaram maior perda óssea e maior número de fraturas por queda, muitas vezes em casa. Outro importante estudo de 2002 mostrou que reduzir o cálcio da dieta fez com que mais sais de oxalato no intestino fossem absorvidos e acabassem formando cálculos. Por essas razões, o consumo de leite e derivados deve ser mantido para que se tenha de 800 a 1200 mg de cálcio/dia, o necessário para o bom funcionamento do organismo. Estudo recente preconiza reposição diária de cálcio em mulheres em menopausa acima de 60 anos ou em pessoas portadoras de osteoporose. É importante salientar que, uma vez que a suplementação de cálcio seja optada pelo médico, o uso do suplemento deve ocorrer durante as refeições para evitar a sobrecarga de cálcio e consequente aumento desse mineral na excreção urinária.

Quais alimentos contêm cálcio?

Leite, queijos, iogurte, coalhada, amêndoas, feijões, grão-de-bico, avelã, castanha-do-pará, aveia, couve, sardinha, folha de mostarda cozida, brócolis, quiabo, gergelim e laranja.

Como evitar a formação de cálculos de oxalato de cálcio?

Sabe-se que picos de oxalato na excreção urinária têm grande impacto na formação dos cálculos de oxalato de cálcio. Os picos de excreção podem ocorrer pelo elevado consumo de alimentos ricos em oxalato, como espinafre, ruibarbo, cacau em pó, amêndoas e castanhas em geral, e também pelo uso de suplementos de vitamina C. Portanto, desaconselha-se o uso de suplementos desse tipo. O consumo de alimentos ricos em vitamina C, principalmente as frutas, deve ser incentivado para adequação à recomendação diária de ingestão (90 mg/dia), visto que a absorção e a biodisponibilidade da vitamina C proveniente desses alimentos são completamente diferentes e, dentro das quantidades recomendadas, esse consumo não promove maior excreção urinária de oxalato.

Outro fator de risco para formação dos cálculos de oxalato de cálcio que se deve levar em consideração é a baixa ingestão de cálcio na alimentação. Isso se deve ao papel quelante (capacidade de se ligar) do cálcio sobre o oxalato, que forma um complexo insolúvel que é excretado pelas fezes. Portanto, se a ingestão de cálcio é insuficiente, o oxalato fica livre para ser absorvido no intestino e vai para o rim, onde pode cristalizar e virar um cálculo.

Quantidades baixas de citrato na urina também podem favorecer a formação dos cálculos de cálcio. O aumento do citrato pode ser feito pelo aumento na ingestão de frutas cítricas e com reposição medicamentosa de citrato de potássio. Quando chega no rim, o citrato se liga ao cálcio livre, promovendo redução da disponibilidade desse cálcio e, consequentemente, menor agregação de cristais para formação/crescimento dos cálculos.

Quais são os alimentos que contêm oxalato e que devemos evitar em excesso?

Espinafre, ruibarbo, cacau em pó, amêndoas, castanha-de-caju, avelã, pinhão, chocolate amargo, chá preto e chá mate, beterraba, leguminosas (feijões, grão-de-bico, lentilha e soja).

É necessário diminuir o consumo de carne e a quantidade de sal da dieta?

Sim. Recomenda-se uma diminuição da ingestão de proteína animal (ingestão recomendada: 0,8 a 1,0 g de proteína por quilo de peso por dia), além de também ser importante reduzir a quantidade de sal, que não deve passar de 5 gramas por dia. O objetivo é diminuir a saída de sódio dos rins, que leva junto o cálcio para excretá-lo.

Especificamente nos cálculos de cistina, o ideal é evitar comidas ricas em metionina, precursora da cistina, encontrada em carnes, aves e laticínios.

A dieta vegetariana tem demonstrado ser benéfica em indivíduos com cálculos renais por diminuir a calciúria (ausência de proteína animal, que gera acidificação da urina) e favorecer a alcalinização urinária (maior consumo de alimentos ricos em citrato, potássio e magnésio), além de geralmente ser observado menor consumo de sal entre os vegetarianos.

Quais os alimentos com alto teor de sódio que devemos evitar em excesso?

Alimentos industrializados e processados, como sopas prontas, macarrão instantâneo, biscoito recheado, refrigerantes, salgadinhos de pacote, enlatados (ervilha, palmito, milho, azeitona, picles, sardinha, atum), embutidos (linguiça, salsicha, mortadela, presunto, salame), carnes salgadas (carne seca e bacalhau), temperos prontos (caldo de galinha/carne/legumes) e molhos prontos (*shoyu*, molho inglês, *ketchup*, maionese e mostarda).

Consumir alimentos ricos em potássio e magnésio pode me trazer algum benefício? Quais os alimentos ricos em potássio e em magnésio que devemos incluir em nosso hábito alimentar?

Sim, são muitos os benefícios no consumo de alimentos ricos em potássio e em magnésio, e não só no caso da nefrolitíase. Os alimentos ricos em potássio e magnésio (frutas, verduras e legumes) têm sido reconhecidos como protetores contra doenças crônicas, cardiovasculares, hipertensão arterial e até no controle do sobrepeso e da obesidade. Mas é importante que seja priorizado o consumo do alimento em si, e que apenas em algumas situações específicas sejam associados suplementos com os nutrientes individuais presentes nesses alimentos. Isso se dá pelo efeito benéfico que advém do alimento e das combinações de nutrientes provenientes da matriz do alimento, mais do que dos nutrientes isolados em um suplemento.

Alguns alimentos ricos em potássio: couve, feijões, grão-de-bico, lentilha, água de coco, melão, laranja, abacate, banana, batata, damasco e abóbora. Já os alimentos ricos em magnésio são: abacate, banana, uva, beterraba, quiabo, batata, espinafre, couve, aveia, semente de girassol, gergelim, amendoim, castanhas, leite, soja, grão-de-bico, entre outros.

Como prevenir a formação de cálculos de ácido úrico?

No caso de pessoas com ácido úrico elevado na urina, recomenda-se que evitem alimentos como vísceras, frutos do mar e cerveja, além do consumo excessivo de carnes em geral e de feijão, já que todos eles contêm purinas e favorecem a maior excreção urinária de ácido úrico e, portanto, a formação de cristais de ácido úrico. O cálculo exclusivo de ácido úrico é o único que responde bem à intervenção química dietética para dissolução. Recomenda-se maior consumo de frutas, principalmente as ricas em citrato, e de legumes e verduras, alimentos estes ricos em citrato, magnésio e potássio, que serão importantes para a alcalinização da urina (aumento do pH urinário) e redução da formação de cálculos de ácido úrico, assim como para uma possível dissolução do cálculo, se o pH urinário for mantido próximo de 6,2 e 6,5.

Quais alimentos contêm grande quantidade de purinas que levam a uma maior excreção de ácido úrico na urina e que, portanto, devemos evitar em excesso?

Alimentos que devem ser evitados: vísceras (fígado, coração, moela, rim, língua), bacon, carne de cabrito e de carneiro, frutos do mar (mariscos, lula, camarão, lagosta, caranguejo, ovas, ostras, etc.), sardinha, anchova e salmão.

Alimentos que devem ser consumidos com moderação: carnes em geral (bovina, aves, peixes e suína), feijões, ervilha, grão-de-bico, soja, espinafre, couve-flor e aspargos.

Quais cuidados devem ser tomados para prevenir os cálculos de estruvita?

Basicamente, é preciso remover completamente o cálculo sem deixar resíduos, acidificar a urina e utilizar antibióticos a fim de deixar a urina estéril, já que a formação desses cálculos está diretamente associada a bactérias na urina, como o *Proteus mirabilis*. Não há prevenção mais segura que remover toda massa de cálculo por via cirúrgica.

Quais os alimentos ricos em citrato que devemos incluir na nossa alimentação?

Frutas, legumes e verduras em geral. Em especial, frutas cítricas, melão e água de coco.

Quais são as dicas de ouro para não formar cálculos?

- Ingerir de 2,5 a 3 litros de líquidos por dia, com consumo distribuído ao longo do dia. Priorizar a ingestão de água, sucos naturais de frutas e chás de ervas, frutas ou flores.
- Repor perda excessiva de água.
- Aumentar o consumo de frutas e vegetais ricos em citrato, potássio e magnésio.
- Diminuir a ingestão de sal, temperos prontos e produtos industrializados.
- Moderar o consumo de proteínas e equilibrar a ingestão de cálcio.
- Praticar atividade física regularmente.

BIBLIOGRAFIA

1. Bernardo NO, Smith AD. Chemolysis of urinary calculi. Urol Clin North Am 2000; 27(2):355-65.
2. Borghi L, Schianchi T, Meschi T, Guerra A, Allegri F, Maggiore U et al. Comparison of two diets for the prevention of recurrent stones in idiophatic hypercalciuria. N Engl J Med 2002; 346(2):77-84.
3. Carvalho M, Nanni FN. Manual do paciente com cálculo renal. Coleção saúde no bolso 1. Curitiba: Champagnat Editora – PUCPR, 2012.
4. Chugtai MN, Khan FA, Kaleem M, Ahmed M. Management of uric acid stone. J Pak Med Assoc 1992; 42(7):153-5.
5. Cuppari L, Avesani CM, Bufarah MNB, Melo TL. Doenças renais. In: Cuppari L. Nutrição clínica no adulto. 4.ed. Barueri: Manole, 2019. p.260-8.
6. Curhan GC, Willet WG, Rimm EB, Stampfer MJ. A perspective study of dietary calcium and other nutrients and the risk of symptomatic kidney stone. N Engl J Med 1993; 328:833-8.
7. Ferrie BG, Scott R. Occupation and urinary tract stone disease. Urology 1984; 24(5):443-5.
8. Mazzucchi E, Danilovic A, Srougi M, Vicentini F. Técnicas avançadas em endourologia. São Paulo: Edição do autor, 2014.
9. Meschi T, Nouvenne A, Borghi L. Lifestyle recommendations to reduce the risk of kidney stones. Urol Clin North Am 2011; 38(3):313-20.

10. Nishiura JL, Campos AH, Boim MA, Heilberg IP, Schor N. Phyllanthus niruri normalizes elevated urinary calcium levels in calcium stone forming (CSF) patients. Urol Res 2004; 32(5):362-6.

11. Reynard J, Brewster S, Biers S. Oxford handbook of urology. 3.ed. Oxford: Oxford University Press, 2013.

12. Schor N, Heilberg IP. Litíase renal – Manual prático. Uso diário ambulatorial e hospitalar. Piracicaba: Balieiro, 2015.

13. Stoller ML, Meng MV. Urinary stone disease: the practical guide to medical and surgical management. Totowa: Humana Press, 2007.

14. Ticinesi A, Nouvenne A, Borghi L, Meschi T. Water and other fluids in nephrolithiasis: state of the art and future challenges. Crit Rev Food Sci Nutr 2017; 57(5):963-74.

15. Türk C, Neisius A, Petrik A, Seitz C, Skolarikos A, Tepeler A et al. EAU Guidelines on urolithiasis. European Association of Urology. Edição 2017. Disponível em: <https://uroweb.org/wp-content/uploads/EAU-Guidelines-on-Urolithiasis_2017_10-05V2.pdf>. Acesso em: 27 mai. 2019.

Seção IV

Tratamento cirúrgico do cálculo urinário no rim e no ureter

CAPÍTULO 14

Tipos de cirurgia no rim e no ureter

BRUNO VILALVA MESTRINHO
ISAC CÉSAR ROLDÃO LEITE
RICARDO DE SOUZA MONTEIRO

O que dizer sobre cirurgia aberta na via urinária?

Cirurgia aberta é clássica na Urologia, sendo realizada por corte (incisão) grande, a depender da área escolhida. Ou seja, é realizado um corte no abdome superior (subcostal) ou no lombo (lombotomia) para acessar os rins ou ureter proximal; um corte no meio do abdome (laparotomia) ou em suas laterais (incisão de Gibson) para acessar o ureter médio ou distal; um corte no abdome inferior para acessar o ureter distal ou a bexiga (incisão de Pfannenstiel); e, por fim, no períneo ou no pênis para acessar a uretra.

A título de conhecimento, os seguintes nomes são designados para cirurgia aberta (tomia) e cirurgia endoscópica (tripsia) para remoção de cálculo urinário:

- no rim: nefrolitotomia e nefrolitotripsia;
- na pelve renal: pielolitotomia e pielolitotripsia;
- no ureter: ureterolitotomia e ureterolitotripsia;
- na bexiga: cistolitotomia e cistolitotripsia;
- na uretra: uretrolitotomia e uretrolitotripsia.

Quais são as indicações atuais reservadas para a cirurgia aberta?

- Cálculos urinários volumosos e complexos.
- Falha no tratamento endoscópico ou laparoscópico/robótico.
- Anormalidades anatômicas e exclusão renal funcional.
- Comorbidades.
- Cirurgia aberta concomitante em outros órgãos.
- Divertículo calicinal gigante em cálice anterior ou peri-hilar.
- Desejo do paciente por tratamento em tempo único.
- Nos casos de ureterolitotripsia, em que há avulsão ou intussuscepção do ureter ou perfuração grave, a operação pode ser convertida para aberta ou laparoscópica/robótica ou para elaboração de nefrostomia protetora.
- Em condutos e reservatórios urinários, nos casos de reimplante vesicoureteral e nos pacientes submetidos à uretroplastia extensa, após insucesso da via endoscópica ou laparoscópica.
- Deformidades musculoesqueléticas.

Quais são as dificuldades da cirurgia aberta hoje em dia?

As desvantagens da cirurgia aberta são tempo cirúrgico mais longo, maior tempo de internação, maior taxa de complicações e estética prejudicada pelas cicatrizes cirúrgicas. As lombotomias criam acessos amplos com boa exposição do campo cirúrgico, porém com cicatrizações anômalas, com chance de dor crônica na incisão e formação de flacidez ou hérnia na ferida operatória, uma reclamação constante dos pacientes. Por isso, foi sendo abandonada e reservada, hoje e no futuro, para situações complexas: nefrolitotomia anatrófica para cálculo coraliforme, nefrectomia na pielonefrite xantogranulomatosa (infecção grave com destruição total do rim e aderências firmes em órgãos adjacentes), malformações musculoesqueléticas ou genitourinárias graves e em pacientes submetidos a mais de 2 ou 3 cirurgias abertas por causa de fibrose retroperitoneal inoperável.

Ao final de cirurgias laparoscópicas ou robóticas de nefrectomia por doença calculosa grave, faz-se incisão aberta transversa infraumbilical para retirada do rim.

Qual é a grande revolução do tratamento cirúrgico dos cálculos nas últimas décadas?

A principal mudança foi o acesso minimamente invasivo para a abordagem da via urinária. Esse acesso mínimo pode ser alcançado por orifícios naturais (pela uretra –cirurgia endourológica retrógrada) ou por orifício criado pelo abdome (laparoscopia ou robótica) ou pelo dorso (retroperitoneoscopia ou cirurgia renal percutânea).

Pela via transuretral, o urologista alcança toda via urinária de forma retrógrada, iniciando pela ponta do pênis ou vagina, passando em sequência pela uretra, bexiga, óstios ureterais, ureter, pelve renal e cálices maiores e menores. Não acessa o parênquima renal, trabalha apenas por onde a urina escoa. Por se tratar de líquido transparente, a urina facilita a visualização de todo o trajeto com aumento da imagem em até vinte vezes, projetada no vídeo (Figura 14.1). Utiliza-se soro fisiológico ou água destilada como líquido de irrigação para remover fragmentos e clarear a visão em caso de sangramento. Em caso de cálculos maiores ou que não puderam ser abordados pelo trajeto retrógrado, as opções são abordagem por videolaparoscopia, retroperitoneoscopia ou cirurgia robótica.

Aliados à revolução tecnológica, os urologistas utilizam a radioscopia com intensificador de imagem para localização dos cálculos com o auxílio de contraste. O termo endourologia, no início da era minimamente invasiva, foi apelidado maldosamente de "*end of urology*", ou seja, o fim da urologia. Hoje, representa o oposto, com resultados seguros e resolutivos.

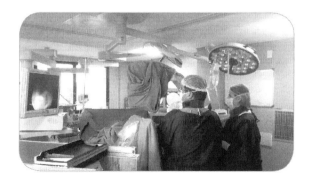

Figura 14.1 Equipe cirúrgica urológica em uso de proteção radiológica, radioscopia e monitor de vídeo.

(cortesia do dr. Bruno Vilalva Mestrinho)

Quais procedimentos são realizados por vias naturais, sem corte?

De forma retrógrada, o mais conhecido é a ureterolitotripsia endoscópica (URS – *ureteroscopy*) ou a instrumentação/fragmentação do cálculo ureteral com o uso do *laser*. É uma das cirurgias mais realizadas nos dias atuais em hospitais no Brasil. Trata-se de uma maneira elegante de abordar o ureter sem causar traumatismo, com pós-operatório tranquilo e alta precoce. Após fragmentação do cálculo com *laser* e retirada dos fragmentos com uma cesta conhecida como *basket* (Figura 14.2), implanta-se o cateter duplo J, quando necessário, para fazer uma ponte entre o rim e a bexiga.

Outro procedimento endoscópico é a cirurgia renal intrarrenal retrógrada (RIRS – *retrograde intrarenal surgery*) ou a fragmentação do cálculo no interior do rim (nefrolitotripsia). O instrumental no rim é mais caro, fino e delicado do que o do ureter. Antes, o limite do tamanho do cálculo era de 2 cm. Em alguns centros, a indicação da RIRS tem se expandido pela taxa de complicação baixa e pelos resultados excepcionais, devendo ser utilizada nos seguintes casos:

- cálculos urinários de até 3 cm;
- cálculos em cálice inferior a 15 mm;
- múltiplos cálculos com massa total de 20 mm^3 em cálices e na pelve;
- quando combinada com punção percutânea para otimizar taxa de *stone-free* (ECIRS – *endoscopic combined intrarenal surgery*);
- complementação da ureterolitotripsia bem-sucedida em cálculos renais assintomáticos.

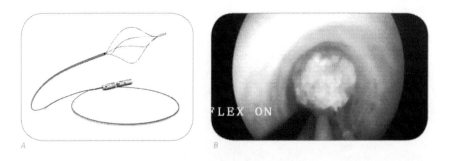

Figura 14.2 A. *Basket* flexível de nitinol. B. *Laser* em ação em cálculo ureteral.

(A: cortesia de Russer; B: cortesia do dr. Bruno Vilalva Mestrinho)

No sentido de melhorar as taxas de *stone-free*, uma opção prática é o ECIRS, que significa cirurgia intrarrenal endoscópica combinada, ou seja, alia a ureterorrenolitotripsia retrógrada com a cirurgia renal percutânea anterógrada, principalmente em casos de cálculo coraliforme completo e complexo, com abordagem de todas as cavidades, tanto na primeira abordagem ou nas reabordagens.

Ureterolitotripsia e nefrolitotripsia são cirurgias seguramente indicadas para os pacientes em discrasia sanguínea e em terapia de anticoagulação/antiplaqueta, com o uso do *laser*. O uso desses aparelhos em pacientes coagulopatas tem uma taxa de complicação pequena de 11%, de sangramento pequeno de 4% e taxa livre de cálculo de 87,7%, em mãos experientes.

Como se chama o instrumento que adentra o ureter e o rim?

Os instrumentos que revolucionaram o tratamento do cálculo são o ureteroscópio semirrígido (Figura 14.3), que é utilizado no ureter, e o ureteroscópio flexível (Figura 14.4), usado no ureter proximal e no rim. Quando em via percutânea através de orifício criado nas costas, o instrumento se chama nefroscópio rígido (Figura 14.5). Há ainda um cistoscópio flexível que pode ser aproveitado durante o acesso percutâneo renal. Todos têm um custo enorme e meia-vida curta, devendo ser utilizados por equipe treinada e esterilizados segundo normas de boas práticas urológicas.

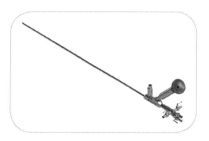

Figura 14.3 Ureteroscópio semirrígido.

(cortesia de Russer)

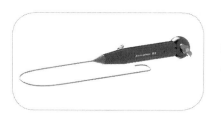

Figura 14.4 Ureteroscópio flexível.

(cortesia de Russer)

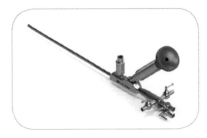

Figura 14.5 Mininefroscópio.

(cortesia de Russer)

Na urologia, utiliza-se a unidade French (Fr) para mensurar o calibre de sondas e aparelhos canulados, sendo que 30 Fr representa 1 cm. O ureteroscópio semirrígido tem um diâmetro entre 7 e 12,6 Fr, o ureteroscópio flexível, entre 6,7 e 9 Fr, e o nefroscópio rígido, entre 15 e 26 Fr. Dentro do aparelho, há o canal de irrigação e o de trabalho, onde adentram pinças, fios-guia, sondas, cestas (*basket*), cones e a fibra *laser*. O canal de trabalho tem entre 3 e 6 Fr para albergar, por exemplo, um *basket* de 1,9 Fr, que melhora a irrigação e a visualização das cavidades renais e ureterais.

E a abordagem por via não natural?

É representado pela via percutânea, por retroperitoneoscopia ou pelo acesso laparoscópico/robótico. A primeira é a nefrolitotomia ou cirurgia renal percutânea em abordagem anterógrada, com um orifício inicial acessado com agulha no dorso ou na linha axilar posterior, depois dilatado progressivamente até introdução do nefroscópio para posterior remoção ou fragmentação do cálculo maior que 2,0 cm. Atualmente, usa-se a fibra *laser* ou o litotridor ultrassônico/balístico como fonte de energia para lapidar o cálculo e um instrumento para apreensão dos fragmentos ou do cálculo inteiro, a pinça bidente ou tridente (Figura 14.6). Ao final do procedimento, instala-se a nefrostomia, um tubo inserido na pelve renal conectado ao meio externo pelas costas ou um cateter interno denominado duplo J. Por ser mais invasiva, segundo a classificação de complicações cirúrgicas de Clavien-Dindo de 2004, em comparação à LECO e à nefrolitotripsia (RIRS), a cirurgia renal percutânea apresenta mais risco, inclusive fatal.

Na via laparoscópica ou robótica, usam-se 3 ou 4 orifícios criados no abdome, sendo um no umbigo para introdução da câmera para filmagem. Nos outros orifícios, clipadores, afastadores e pinças de dissecção, apreensão, corte e cauterização trabalham em sincronia para acessar a pelve renal ou ureter alto/médio e retirar o cálculo (Figura 14.7). Ao final, com esses instrumentos, realiza-se a costura da via urinária nos procedimentos denominados pielolitotomia ou ureterolitotomia laparoscópica/robótica. Também por essa via são realizadas a pieloplastia, abordagem do divertículo calicinal gigante, a nefrolitotomia e a nefrectomia total ou polar para tratamento do cálculo renal. Outra rota é através do retroperitônio, com espaço criado com o gás e com a vantagem de ser extraperitoneal.

Nas situações descritas, o paciente é submetido à anestesia geral, com duração média de 1 a 4 horas. A primeira abordagem laparoscópica para retirada de cálculo ureteral foi realizada por Wickham, em 1979.

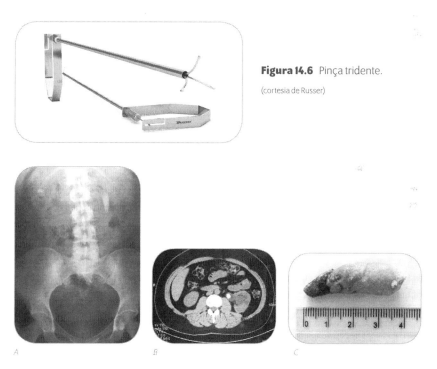

Figura 14.6 Pinça tridente.
(cortesia de Russer)

Figura 14.7 A. Cálculo grande em ureter superior mostrado em radiografia. B. Mesmo cálculo mostrado em tomografia computadorizada. C. Cálculo fusiforme extraído por videolaparoscopia.
(cortesia do dr. José de Ribamar da Costa Mendes Júnior)

Como atua o *laser*?

Laser significa amplificação de luz por meio de emissão estimulada de radiação. É um equipamento caro que transmite energia fototermal pulsátil através da fibra *laser*, que é inserida por dentro do ureteroscópio ou do nefroscópio até se aproximar do cálculo. Na Urologia, há o *laser* de corante pulsado; o de alexandrite e o mais usado mundialmente, denominado Ho:YAG *laser*, formado por *holmium:ytrium-aluminium-garnet* (hólmio:ítrio-alumínio-granada). Nos últimos anos, houve o lançamento de mais 2 tipos de *laser* com maior energia, em torno de 100 watts: o *laser* da Lumenis, inicialmente indicado para cirurgia da próstata, de fabricação israelense, e o *laser* de túlio, em desenvolvimento recente por um dos líderes do desenvolvimento tecnológico na endourologia, o francês Olivier Traxer. O Lumenis possui uma tecnologia denominada Moses que promove menos retropulsão do cálculo, menos degradação da ponta do aparelho por menor efeito *burn back* (termo usado para queimadura da ponta do ureteroscópio flexível), mais eficiência e redução de 20% do tempo cirúrgico.

A fibra *laser* tem entre 200 e 1.000 micra de diâmetro e adentra um canal de 1 Fr, junto com outros instrumentos. No caso da cirurgia intrarrenal, em que a ponta do ureteroscópio flexível deflete até 270°, a fibra *laser* acompanha esse trajeto, sem quebras das lentes ou do aparelho. Para fim de comparação, uma fibra de 200 micra tem a ponta com tamanho de 2 mm. Essas diretrizes são usadas como referência, a depender da presença ou não de boa fragmentação do cálculo, com o valor ótimo de 2 vezes o tamanho da ponta.

Em contato com meio aquoso, essa energia cria pequenas bolhas que vaporizam e desestabilizam o cálculo em fragmentos menores. O *laser* tem tropismo pela dureza do cálculo e é absorvido rapidamente pela água, de tal forma que só funciona quando próximo à pedra no meio aquoso. Quando sua ponta encosta na parede do ureter ou do rim, promove uma lesão mínima de 0,5 a 1 mm de profundidade (zona de injúria tecidual), sem causar danos graves como perfuração. No início, utilizavam-se outras fontes de energia, como o litotridor ultrassônico, eletro-hidráulico ou balístico. Entretanto, o *laser* se consolidou em todos os tipos de cálculo, inclusive os de cistina, que são os mais duros, e por ser a única fonte de energia usada dentro do aparelho flexível. O *laser* também é utilizado no tratamento de estenose do ureter, da JUP e do divertículo calicinal, no tratamento da hiperplasia benigna prostática, na ablação de tumores urológicos e no tratamento do condiloma acuminado genital.

Qual é o passo a passo da ureterolitotripsia, a cirurgia para tratamento do cálculo no ureter?

Após anestesia, o paciente assume a posição de litotomia ou de decúbito dorsal, com membros inferiores abduzidos. O ureteroscópio é introduzido na ponta do pênis ou no vestíbulo vaginal, passando pela uretra até a junção ureterovesical, com progressão do fio-guia. Em seguida, dilata-se o orifício com a ponta do aparelho e com o soro desligado, para evitar a ascensão do cálculo. Outra opção eventual é usar um balão dilatador com 10 atm na junção ureterovesical por 15 minutos.

Posiciona-se, então, o aparelho em contato com o cálculo e introduz-se a fibra *laser*. Dispara-se o *laser* através do pedal, fragmenta-se o cálculo e, por meio de uma cesta denominada *basket*, retiram-se os fragmentos, realizando-se, em seguida, o caminho contrário da entrada. É interessante remover todos os fragmentos da parede do ureter para evitar formação de granuloma de cálculo e de estenose ureteral. Recentemente, foi desenvolvido um dispositivo antirretropulsão (*cone stone*), que fica acima do cálculo, para frear a ascensão dos fragmentos. Ao fim, se necessário, implanta-se o cateter duplo J, evitando entupimento por fragmentos, coágulos ou edema pós-operatório. O procedimento dura em torno de 20 a 40 minutos.

Qual é o passo a passo da nefrolitotripsia (RIRS), a cirurgia para tratamento do cálculo no rim?

Tem indicação formal em cálculos renais menores que 2 cm. À semelhança da ureterolitotripsia, introduz-se o ureteroscópio até o máximo de alcance no ureter de forma retrógrada, com o intuito de dilatação, e sob anestesia. Retira-se o equipamento semirrígido e, através do fio-guia previamente colocado, insere-se a bainha ureteral antes da junção ureteropiélica (JUP). Na sequência, por dentro da bainha, insere-se o ureteroscópio flexível até a pelve renal e as demais cavidades renais.

A bainha (Figura 14.8) estabelece um fluxo contínuo e permite a retirada total de fragmentos (*basketing*), diminuindo o tempo cirúrgico e a pressão intrarrenal de 60 a 75 cmH_2O para menos que 40 cmH_2O (em torno de 20 a 30 cmH_2O). Embora encareça o procedimento, a bainha preserva o aparelho (vida útil de 19 a 34 vezes maior, comparada ao não uso da bainha) e não aumenta a chance de estenose de ureter (taxa de 1,4%), apesar de haver lesões perigosas na sua

inserção/retirada, principalmente em ureteres virgens não previamente drenados. Olivier Traxer classifica a lesão ureteral durante e após a inserção da bainha ureteral em tipos:
- erosão ou *flap* de mucosa;
- lesão de mucosa e muscular;
- perfuração de ureter.

As imagens das lesões ureterais devem ser do conhecimento de todo urologista para que saibam se devem ou não continuar o procedimento. Em função disso, há grupos contrários ao uso da bainha ureteral.

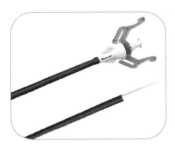

Figura 14.8 Bainha ureteral.
(cortesia de Russer)

O aparelho permite uma franca navegação dentro do rim através do mecanismo de deflexão ativa ou passiva. Em cálculos maiores e frontais, a fibra é posicionada por dentro do ureteroscópio flexível e inicia a fragmentação como no ureter. Alguns são pulverizados (*dusting*), outros descem pelo ureter e os maiores são removidos com pinças Dormia™ (*basketing*). Há um meio-termo entre as estratégias *basketing* e *dusting*, denominado *popcorn* (efeito da banheira *jacuzzi*). Por exemplo, um cálculo de 1 cm^3, ao ser fragmentado, pode produzir 8 fragmentos, enquanto um de 2 cm^3 pode produzir 64 fragmentos de vários tamanhos. Por isso a necessidade de experiência para alternar os métodos, combinando energia de pulso, frequência e potência.

Em cálculos posicionados em cálices de difícil acesso, como nos cálices inferiores, pode-se introduzir um *basket* mais delicado, apreender o cálculo e levá-lo para a pelve ou para o cálice superior (técnica de Kourambas-Preminger), com posterior fragmentação. O *basket* é feito de nitinol, uma liga de níquel e de titânio que confere deformidade ao material sem perder a apreensão. Essa manobra preserva o aparelho e otimiza o sucesso do procedimento.

O procedimento renal dura em média uma hora e meia e, no final, introduz-se o duplo J, com alta do paciente no dia seguinte. A simples redução do calibre do aparelho diminui as complicações de 6,6 para 1,5%. É um procedimento mais refinado, exigindo experiência do cirurgião. Uma das indicações da nefrolitotripsia seria no caso de vários cálculos de diferentes tamanhos na pelve e nos cálices, por permitir acesso a todo o rim por acesso único retrógrado. Em casos de insucesso, recomenda-se reabordagem ou mudança de acesso para via percutânea, LECO, laparoscópica/robótica ou via aberta. Com o avanço da tecnologia, a indicação do procedimento tem se estendido para cálculos de 2,3 até 3 cm com anatomia favorável, com taxas de sucesso de 88% (com média de 1,5 procedimento por paciente) em mãos experientes.

Qual é o passo a passo da cirurgia renal percutânea (telescópica)?

Primeiro, com o paciente sob anestesia geral, realiza-se o acesso por um cateter de forma retrógrada por cistoscopia e injeta-se o contraste para desenhar a anatomia renal. Depois, com o paciente de barriga para baixo (decúbito ventral) ou para cima (decúbito dorsal), punciona-se o rim com agulha grossa e dilata-se o acesso, entre 24 e 30 Fr com dilatadores progressivos ou com balão dilatador, até a pelve renal ou um dos cálices renais. O balão dilatador inicia com 9 Fr e vai até 30 Fr, com pressão de 10 a 12 atm. Esse método tem a vantagem de causar menos sangramento e o inconveniente de ser de uso único. Introduz-se o nefroscópio para retirada de coágulos e visualização do cálculo e retira-se o cálculo inteiro ou quebrado em fragmentos pequenos, por meio do *laser* ou do litotridor ultrassônico/pneumático.

Em cálculos grandes com migração de fragmentos para outros cálices ou para o ureter, pode-se usar o recurso do nefroscópio flexível para limpeza total. É possível realizar punções concomitantes em outros cálices, no início do procedimento, para evitar o borramento com o uso do contraste. Ao final, instala-se uma sonda externa (nefrostomia) com duração de 1 a 2 dias. Outra opção cada vez mais válida é o implante do duplo J (técnica *tubeless*). Se for rápido e sem complicações, fica sem drenagem (técnica *totally tubeless*). O procedimento dura cerca de 1 a 3 horas e o paciente recebe alta em 1 a 2 dias. Em alguns casos, a nefrostomia é usada para manter o mesmo acesso e permite a reabordagem (*second look*) em dias ou semanas.

Algumas mudanças têm sido executadas no acesso percutâneo, com instrumentos mais delicados e finos e menos complicações no acesso, porém com menos sucesso na retirada dos cálculos ou fragmentação dentro do rim. É o que se denomina cirurgia minipercutânea, com acesso menor que 20 Fr (minitrato). Cada vez mais, estão sendo realizados procedimentos concomitantes para casos complexos ou em cálculos volumosos, aproveitando o melhor de cada método terapêutico e a experiência de cada urologista. Como exemplo, cirurgia percutânea e ureterorrenolitotripsia (ECIRS) ou cirurgia percutânea e laparoscopia/robótica ao mesmo tempo. Por registro histórico, há cerca de 20 anos era comum a técnica sanduíche: iniciava-se com LECO, passava-se à cirurgia renal percutânea e finalizava-se com LECO novamente. Essa técnica, porém, foi abandonada por apresentar resultados conflitantes.

BIBLIOGRAFIA

1. Amaro JL, Tomé ALF. Proteus: palestras e reuniões, organização para preparação de Título de Especialista em Urologia – SBU/SP. São Paulo: Planmark, 2017.

2. Assimos D, Krambeck A, Miller NL, Monga M, Murad MH, Nelson CP et al. Surgical management of stones: American Urological Association/Endourological Guideline. J Urol 2016; 196(4):1153-60.

3. Baptistussi MD, Casseb G, Andrade MF. Litíase urinária: tratamento cirúrgico. In: Rocha FET, Abrantes AS, Tomé ALF (eds). Manual de urologia de consultório. São Paulo: Planmark, 2018.

4. Danilovic A, Claro JFA. Excelência e alta complexidade em urologia. 1.ed. São Paulo: Edição do autor, 2015.

5. Danilovic A, Ferreira TAC. Litíase urinária: tratamento clínico. In: Rocha FET, Abrantes AS, Tomé ALF (eds). Manual de urologia de consultório. São Paulo: Planmark, 2018.

6. Heilberg IP, Schor N. Cálculo renal: investigação e terapêutica. 1.ed. Piracicaba: Balieiro, 2015.

7. Kourambas J, Delvecchio FC, Munver R, Preminger GM. Nitinol stone retrieval-assisted ureteroscopic management of lower pole renal calculi. Urology 2000; 56(6):935-9.

8. McAninch JW, Lue TF. Urologia geral de Smith e Tanagho. 18.ed. Porto Alegre: AMGH Editora, 2014.

9. McDougal WS, Wein AJ, Kavoussi LR, Partin AW, Peters CA. Campbell-Walsh urology. 11.ed. Philadelphia: Elsevier, 2015.

10. Meller F, Mazzucchi E. Terapia minimamente invasiva. Ureteroscopia flexível e fragmentos: como proced-er. Programa de educação continuada da Sociedade Brasileira de Urologia. [Acesso restrito]. Setembro de 2018.

11. Milfont JC, Fortes MAR. Urologia minimamente invasiva. Endourologia e videolaparoscopia. 2.ed. Rio de Janeiro: Revinter, 2012.

12. Reis RB, Filho JCST, Simões FA. Guia rápido de urologia. 1.ed. São Paulo: Lemar, 2012.

13. Sociedade Brasileira de Urologia. Ureteroscopia. Projeto Diretrizes. Disponível em: <https://diretrizes.amb.org.br/_BibliotecaAntiga/ureteroscopia.pdf>. Acesso em: 25 mai. 2019.

14. Traxer O, Thomas A. Prospective evaluation and classification of ureteral wall injuries resulting from in-sertion of a ureteral access sheath during retrograde intrarenal surgery. J Urol 2013; 189(2):580-4.

15. Türk C, Neisius A, Petrik A, Seitz C, Skolarikos A, Tepeler A et al. EAU Guidelines on urolithiasis. European Association of Urology. Edição 2017. Disponível em: <https://uroweb.org/wp-content/uploads/EAU-Guidelines-on-Urolithiasis_2017_10-05V2.pdf>. Acesso em: 27 mai. 2019.

CAPÍTULO 15

Cuidados na cirurgia do rim e do ureter

BRUNO VILALVA MESTRINHO
BERTHRAN SEVERO GARCIA
ISAC CÉSAR ROLDÃO LEITE

É necessário fazer radiografia de controle durante ou após colocação do duplo J?

Nem todo caso necessita de implante de duplo J, devendo ser uma decisão transoperatória. Nos serviços de urologia, o controle radioscópico é feito durante o procedimento com uso do Arco em C e, nos centros estadunidenses, é obrigatório na realização da pielografia retrógrada por envolver implante de prótese (documentação legal). No Brasil, depende da escolha do urologista, mas não é obrigatório. A fim de se proteger da irradiação e do uso do *laser*, o cirurgião porta proteção ocular, tireoidiana e gonadal por meio de óculos, colar cervical e capote (Figura 15.1). Sempre é bom ter em mãos uma radiografia realizada para confirmar a correta posição do duplo J ou de outro dispositivo urológico radiopaco. O duplo J é um corpo estranho radiopaco, de fácil visualização e que pode migrar para cima ou para baixo.

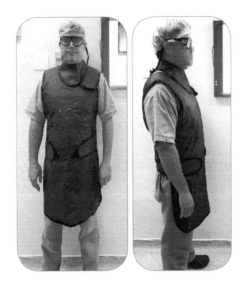

Figura 15.1 Proteção radiológica.

(cortesia do dr. André Cistino)

Em média, quantos dias de internação após procedimento dos cálculos renoureterais?

Por via endoscópica, quando se opera o cálculo no final do ureter, de fácil apreensão e tamanho pequeno, a alta pode ser dada em 6 a 12 horas, após aceitação da dieta e de diurese espontânea. Nos casos de cálculo no ureter alto, de tamanho grande ou de difícil acesso e fragmentação, a alta é dada em 12 a 48 horas, o mesmo tempo da abordagem renal. Essas informações são valiosas para os pacientes e seus acompanhantes. Nos últimos anos, o procedimento também tem sido realizado em *motorhome* (cirurgia ambulatorial) por meio da cirurgia minipercutânea, em especial na China e na Índia (em razão da escassez de recursos), com alta no mesmo dia.

Quais são as complicações durante a internação?

Pode haver formação de bexigoma, ou seja, bexiga distendida sem que o paciente consiga urinar em decorrência da manipulação urológica e da anestesia. Pacientes reclamam de incômodo da permanência e da retirada da sonda vesical de demora, quando seu uso é necessário. Outra situação frequente é o sangramento urinário (hematúria), quando a urina é tingida pelo sangramento do procedimento em si. Vômitos e prurido na recuperação anestésica também acontecem. Nos casos de anestesia por bloqueio espinhal (raqui ou peridural), as pernas demoram a se movimentar e pode cursar com a debilitante cefaleia pós-raqui nos primeiros 3 dias. O tratamento da cefaleia consiste em analgésico à base de cafeína, repouso, hidratação, tampão sanguíneo na medula espinhal (*blood patch*) e bloqueio esfenopalatino, todos com a condução do anestesista e com consentimento assinado.

Quais complicações são mais frequentes a partir do primeiro dia de uso do duplo J?

Após o primeiro dia, pode haver dor no trajeto do rim, do ureter e da bexiga, iniciando no dorso e cruzando o abdome anteriormente até o baixo ventre e a genitália externa. Às vezes, essa dor supera a da crise propriamente dita, estressando o paciente. São comuns também náuseas, vômitos, ardor para urinar, urinar várias vezes durante o dia e à noite, sangramento urinário, aumento do volume urinário, distensão abdominal, soluço, perda de apetite, febre e sede.

Alguns pacientes perdem peso como consequência da diurese profusa após desobstrução aguda. Em alguns casos, hematúria intensa pode gerar obstrução ureteral, mesmo com o duplo J, e obstrução vesical, com eliminação dolorosa de coágulos. Às vezes, dependendo da gravidade, o paciente é readmitido no hospital para tomar medicação analgésica ou ser hospitalizado, devendo os emergencistas acolherem o paciente da melhor forma possível e comunicarem o médico assistente.

Existem estratégias para diminuir o desconforto do duplo J?

- Maior ingestão de líquido para clarear a urina – diurese de no mínimo 30 mL/kg/dia.
- Urinar de 3 em 3 horas para evitar o refluxo vesicoureteral.
- Não fazer força abdominal.
- Alfabloqueador e anticolinérgico podem minimizar o desconforto do duplo J.
- Aplicação de bolsa de gelo e água morna no trajeto renoureteral pode ajudar.

O paciente pode fazer exercício ou ter relação sexual durante a permanência do duplo J?

Preferencialmente, o paciente deve ficar em repouso absoluto por 7 dias, evitando atividades externas e deslocamentos grandes. Apesar de ainda não ser contraindicada cientificamente, relação sexual após os primeiros dias não é recomendada para o sexo feminino em razão da chance de infecção urinária ascendente pela proximidade da vagina com o ânus e a uretra.

O paciente deve ficar fora do trabalho e de atividade física por quantos dias?
Em média, deve ficar de atestado entre 7 e 10 dias, a depender da condição clínica, do sucesso da fragmentação, da chance de complicação ou reaplicação e da profissão do paciente. Apesar de ser minimamente invasivo, é um procedimento cirúrgico em região nobre obstruída e com risco de complicações sérias.

Há vantagem na permanência do duplo J para reabordagem no rim?
Nos casos de urina infectada ou dificuldade na abordagem retrógrada do cálculo, preconiza-se apenas drenagem da via urinária com duplo J ou nefrostomia e, no segundo tempo, reabordagem com fragmentação definitiva. O trajeto renoureterovesical (Figura 15.2) previamente drenado com duplo J facilita a reabordagem. Uma vez que há refluxo da urina da bexiga até o rim, dilata-se ativa e passivamente o ureter envolvido, tornando a parede menos friável para remanipulação endoscópica. A reabordagem pode ser realizada após 2 dias, mas o ideal é que seja realizada após 7, 10 e 14 dias. Nos casos de não se conseguir instalar o duplo J, está prevista a passagem de nefrostomia percutânea e, se necessário, reabordagem por cirurgia renal percutânea.

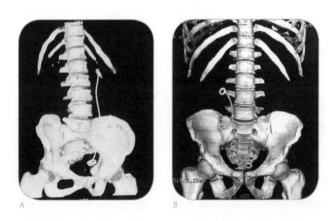

Figura 15.2 A e B. Trajeto do duplo J mostrado à tomografia computadorizada.
(cortesia do dr. Omar Nayef Fakhouri)

Em caso de febre ou de infecção urinária na vigência do duplo J, qual estratégia adotar?

A melhor coisa a ser feita é definir o grau de infecção pela leucocitose, pela urocultura/hemocultura, pela função renal ou pelo estado clínico do paciente. O exame simples de urina (EAS) não serve como guia, porque quase todos os pacientes com prótese ureteral terão exame de urina alterado (falso-positivo). Em alguns casos, deve-se encaminhar para internação, instituir antibiótico orientado pelo antibiograma e pelo perfil bacteriológico do hospital em questão e, de preferência após 72 horas de antibiótico venoso e hidratação vigorosa, pensar na remoção do cateter. Antes, pode-se solicitar tomografia de abdome total para checar a posição do duplo J e possível presença de obstrução da via urinária, mesmo na vigência do cateter. Os fragmentos e os coágulos pós-procedimento podem obstruir a passagem de urina entre o duplo J e a parede ureteral, causando dor e bloqueio urinário temporário.

É indicado abordar cirurgicamente os 2 ureteres obstruídos? E os 2 rins?

No caso de obstrução ureteral bilateral, é fundamental a drenagem de pelo menos um lado, de preferência o mais fácil, para evitar sepse urinária e insuficiência renal aguda, mas é possível tentar fragmentar os 2 lados, dependendo da habilidade da equipe e da gravidade do caso (Figura 15.3). No caso do rim, a abordagem bilateral é factível, embora mais desafiadora e demorada, com riscos mais graves. A abordagem renal ou ureteral bilateral tem a vantagem de baratear os custos, apesar do uso de 2 cateteres simultaneamente (Figura 15.4).

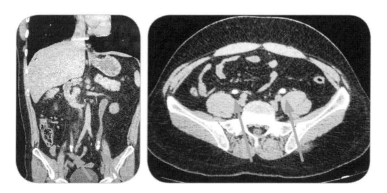

Figura 15.3 Cálculo ureteral bilateral.

(cortesia do dr. Bruno Vilalva Mestrinho)

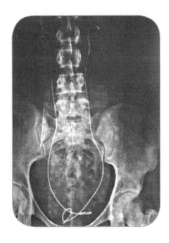

Figura 15.4 Cateter duplo J bilateral.

(cortesia do dr. Bruno Vilalva Mestrinho)

Pacientes com cirurgia prévia de reimplante vesicoureteral podem ser submetidos à abordagem endoscópica clássica para tratamento do cálculo urinário?

Existem algumas técnicas de reimplante vesicoureteral que algumas vezes dificultam a abordagem endoscópica retrógrada por anatomia distorcida. A mais difícil é a técnica de Cohen, que é um reimplante trigonal cruzado bilateral, muito utilizado nas últimas 2 ou 3 décadas pela cirurgia pediátrica. Agora, alguns desses pacientes, já adultos, apresentam cálculo ureteral impactado ou nefrolitíase com dificuldade para abordagem. Uma das táticas é o uso de cateter ureteral angulado, ureteroscópio flexível e punção percutânea do rim e da bexiga para melhor posicionamento de fios-guia e fibra *laser*, demandando muita experiência em centros terciários de endourologia.

Qual é o manejo dos cálculos urinários nas derivações urinárias?

Pacientes com derivação urinária têm alto risco de formação de cálculo no sistema coletor renal, nos ureteres, nos condutos e nos reservatórios continentes e incontinentes, em razão de fatores metabólicos, bactérias desdobradoras de urease, corpos estranhos, secreção de muco e estase urinária. Outro motivo é a estenose do estoma urinário. Um estudo fala em recidiva calculosa de 63% em 5 anos após cirurgia renal percutânea nesse seleto grupo de pacientes.

Cálculos pequenos podem ser tratados com litotripsia extracorpórea (LECO). Em pacientes com condutos longos e tortuosos ou com orifícios invisíveis, a abordagem retrógrada se torna impossível, sendo o acesso percutâneo o próximo passo. Acesso através da ostomia pode ser feito com o uso de endoscópios flexíveis e fragmentação clássica (nos reservatórios tipo Kock), tendo o cuidado, em reservatórios continentes, de não desfazer o mecanismo de continência. Tomografia de abdome pré-operatória é sempre bem-vinda para evitar lesões inadvertidas de intestino e de vasos importantes. Em casos de insucesso, cirurgia aberta é a solução, assim como nos pacientes com reimplante a Cohen, nas apendicovesicostomias (conduto de Mitrofanoff) e no reservatório tipo Indiana Pouch.

Qual é o significado da Campanha da Cirurgia Segura?

A medicina moderna resolveu adotar as estratégias da aviação militar e comercial. É uma lista de verificação da Campanha da Cirurgia Segura, adotada pela Organização Mundial de Saúde (OMS) em 2004 relativa ao período pré, trans e pós-operatório. Dados da literatura demonstram que 50% de todos os eventos adversos em hospital acontecem na assistência cirúrgica e, com a implantação do *checklist*, as complicações cirúrgicas maiores caíram de 11 para 7% e a mortalidade, de 1,5 para 0,8%.

São checados 3 momentos críticos: identificação (*sign in*), confirmação (*time out*) e registro (*sign out*). O *checklist* envolve exames, equipamentos, reserva de sangue e de UTI, lateralidade, órtese e prótese (OPME), medicações em uso e antibiótico, jejum, alergias, procedimentos cirúrgicos e doenças prévias, vias aéreas, biópsia e contagem numérica de compressas ou gazes, dentre outros itens. A razão para adoção desse protocolo foi diminuir as iatrogenias ocorridas mundo afora e padronizar métodos. As cirurgias urológicas para tratamento do cálculo urinário são um dos focos da campanha por apresentarem lateralidade, portarem prótese e serem muito frequentes.

Outro protocolo adotado nos centros cirúrgicos modernos é para a prevenção e o tratamento de trombose venosa profunda (TVP) e tromboembolismo pulmonar (TEP). Isso se encaixa perfeitamente nas cirurgias de cálculo urinário pelo uso de perneiras, pelo local da cirurgia ser a bacia, pelas posições viciadas, pelos procedimentos durarem mais de uma hora e por abordar idosos. Preventivamente, adotam-se calça pneumática, compressão intermitente, anticoagulação, deambulação precoce e fisioterapia motora e respiratória.

Em termos de consentimento livre e esclarecido, o que o paciente deve saber em relação aos procedimentos anestésico e cirúrgico?

O documento tem se tornado obrigatório tanto nas urgências como em cirurgias eletivas. Complicações são classificadas como eventos menores (em 18 a 22%) e maiores (em 0,45 a 1,4%) e devem ser lembrados antes do procedimento. Antes, os procedimentos maiores ou os pacientes de risco com doenças graves eram o único alvo, mas hoje qualquer abordagem deve ser encarada com realismo, principalmente as de curta duração, nas quais a desatenção pode ser fatal. A taxa de mortalidade mundial gira em torno de 4,3 para cada 100 mil anestesias, e as sequelas permanentes atingem cerca de 0,2 a 0,6%. Pode acontecer compressão de nervos periféricos dos membros inferiores com colocação de perneira, com parestesias, contraturas e déficit motores, transitórios ou definitivos. Nos obesos, a chance aumenta e há o perigo grave de rabdomiólise (destruição da musculatura estriada dos membros inferiores) e insuficiência renal aguda secundária.

A Sociedade Brasileira de Urologia (SBU) adotou alguns cuidados perioperatórios, protocolados na forma de Consentimento Informado Livre e Esclarecido, e recomenda que os urologistas os apresentem aos seus pacientes. A assinatura não dispensa o médico de consignar, no prontuário médico, as informações, as opções oferecidas, as complicações e a decisão pactuada entre as partes. Nesse contexto informativo e consentido, todo paciente deve saber, em relação aos procedimentos cirúrgicos do cálculo urinário no rim e no ureter − LECO, ureterorrenolitotripsia ou cirurgia percutânea − sobre os seguintes aspectos e possibilidades:

- Presença de sangue na urina após o procedimento.
- Possibilidade de deslocamento do cateter para bexiga ou para o meio externo, necessitando ou não de recolocação.
- Cólicas renais resultantes da eliminação de coágulos.
- Estenose ou lesão do ureter.
- Equimose ou hematoma no local de aplicação da LECO ou na cirurgia renal percutânea.
- Possibilidade de infecção urinária de fácil ou de difícil manejo, às vezes exigindo remoção do rim para o controle do dano.
- Formação de coleções sanguíneas (hematoma) ou de urina (urinoma) em volta do rim ou do ureter.

- Lesão de ureter ou de órgãos adjacentes que requeira cirurgia aberta para correção.
- Nas cirurgias abertas, risco de fístula urinária, flacidez, infecção ou hérnia na incisão cirúrgica, perda da função renal e dormência na região operada.
- Desconforto no trajeto renoureteral, bem como irritabilidade vesical e urge--incontinência ao uso do duplo J.
- Dificuldade para atingir o cálculo decorrente da via escolhida e necessidade de reabordagem em outro momento pela mesma via ou outra modalidade.
- Possibilidade de suspensão do procedimento por condição clínica ou anestesiológica, antes ou durante o procedimento.
- Utilizar medicações prescritas.
- Repetição do procedimento, se necessário.
- Transfusão sanguínea na cirurgia percutânea, aberta ou laparoscópica/robótica.
- Perda renal irreversível com necessidade de nefrectomia, em casos extremos.
- Agendar retirada de nefrostomia ou do duplo J.
- Em caso de febre, procurar unidade hospitalar.

BIBLIOGRAFIA

1. Buscarini M, Conlin M. Update on flexible ureteroscopy. Urol Int 2008; 80(1):1-7.
2. Danilovic A, Claro JFA. Excelência e alta complexidade em urologia. 1.ed. São Paulo: Edição do autor, 2015.
3. Gerber GS, Acharya SS. Management of ureteral calculi. J Endourol 2010; 24(6):953-4.
4. Kijvikai K, Haleblian GE, Preminger GM, de la Rosette J. Shock wave lithotripsy or ureteroscopy for the management of proximal ureteral calculi: an old discussion revisited. J Urol 2007; 178(4 Pt 1):1157-63.
5. Milfont JC, Fortes MAR. Urologia minimamente invasiva. Endourologia e videolaparoscopia. 2.ed. Rio de Janeiro: Revinter, 2012.
6. Reis RB, Filho JCST, Simões FA. Guia rápido de urologia. Sociedade Brasileira de Urologia. São Paulo: Le-mar, 2012.
7. Sociedade Brasileira de Urologia. Ureteroscopia. Projeto Diretrizes. Disponível em: <https://diretrizes.amb.org.br/_BibliotecaAntiga/ureteroscopia.pdf>. Acesso em: 25 mai. 2019.
8. Tanagho EA, McAninch JW. Urologia geral de Smith. 16.ed. Barueri: Manole, 2007.

Cateter duplo J

INGRID LOPES DE OLIVEIRA
MARIA LUIZA BRAGA
ANTÔNIO RUBEN MAIA JÚNIOR

Quais são os benefícios do cateter duplo J?

O cateter, um tubo que permanece entre o rim, o ureter e a bexiga, promove uma dilatação do ureter e elimina o peristaltismo ureteral (Figura 16.1). Isso permite que se evite obstrução ureteral por coágulos, por edema ou por fragmentos de cálculos. A drenagem da urina é feita internamente (1/3) ou principalmente por fora (2/3), entre o duplo J e a luz ureteral.

Além disso, o cateter permite a desobstrução do ureter quando ocorre compressão extrínseca, como no aneurisma da aorta abdominal e da ilíaca e nos tumores urinários, ginecológicos e gastrointestinais. Pode ser usado, antes ou depois, nas situações de radioterapia ou quimioterapia de órgãos abdominais ou pélvicos com a mesma finalidade de não obstruir a luz ureteral, assim como na fibrose retroperitoneal (síndrome de Ormond).

Sua colocação pode anteceder as cirurgias abdominais que trabalham em proximidade aos ureteres, como as histerectomias e as colectomias, abertas ou laparoscópicas/robóticas. Também pode ser usado em casos de trauma abdominal com perfuração de ureter ou lesão renal em capotamentos, atropelamentos, com arma de fogo e arma branca, dentre outros.

Nas grávidas portadoras de cálculos ureterais obstrutivos de difícil acesso e de resolução cirúrgica, o duplo J pode ser a solução inteligente e transitória até o termo, com troca a cada 2 meses.

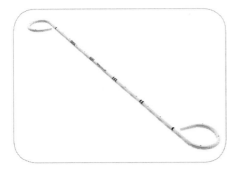

Figura 16.1 Cateter duplo J.

(cortesia de Russer)

Qual material é utilizado para a fabricação do cateter duplo J?

O cateter duplo J é multifenestrado e autostático, ou seja, vai se acomodando conforme a sua deformidade. Pode ser feito de silicone, poliuretano, polietileno, materiais metálicos ou bioabsorvíveis. O calibre é variável (3 Fr, 4,7 Fr, 6 Fr e 8 Fr) e há a extensão de 16 a 30 cm, para população pediátrica e adulta. O mais usado é o de silicone, e o metálico fica reservado para os casos de estenose de ureter recidivante ou de neoplasia abdominopélvica invasiva da via urinária, permanecendo no corpo por até um ano. O duplo J absorvível ainda não é uma realidade, sendo, por enquanto, apenas de caráter experimental, mas será uma grande revolução no futuro, já que sua retirada não será necessária. Há 20 anos, foi concebido um duplo J luminoso fluorescente implantado em grandes cirurgias pélvicas e abdominais para proteger o ureter de iatrogenia cirúrgica. Hoje, esses cateteres retornaram e a tendência é sua valorização em tumores pélvicos de difícil acesso.

Quando não colocar o duplo J nas operações urológicas de cálculo urinário?

Nos procedimentos considerados sem complicações e de execução mais simples, como:

- sem edema;
- sem sangramento;
- sem infecção associada;
- sem manipulação excessiva;
- sem perfuração;
- sem expectativa de reabordagem;
- sem fragmentos grandes;
- com cálculos em ureter distal;
- com cálculos pequenos;
- com cateter duplo J prévio.

Quando indicar formalmente a colocação de cateter duplo J?

O uso do cateter duplo J é cada vez mais recomendado nos casos demorados de manipulação com infecção vigente, com cálculos grandes ou que serão reabordados, pois evita o surgimento de complicações relacionadas ao tratamento da litíase, como a formação de uma coluna de fragmentos de cálculos chamada rua de cálculo (*steinstrasse*), que obstrui o ureter em ponto distal ao do cálculo original, exigindo muitas vezes nova intervenção cirúrgica, litotripsia extracorpórea (LECO) ou o uso de terapia médica expulsiva com tansulosina. O duplo J pode ser indicado antes ou, mais comumente, após a litotripsia intracorpórea (nefro ou ureterolitotripsia e cirurgia renal percutânea) ou extracorpórea, tanto no rim como no ureter. Recomenda-se, sempre que possível, o uso do duplo J nas seguintes situações, que serão consideradas pelo urologista:

- ureterorrenoscopia bilateral;
- perfuração ureteral;
- procedimento longo (de mais de 1 hora de duração);
- cálculo infectado ou de estruvita;
- malformação urinária;
- rim solitário;
- cálculo impactado;
- diátese hemorrágica;
- estenose da junção ureteropiélica (JUP) e do ureter;
- grávida com indicação de drenagem.

Como o cateter duplo J é colocado no paciente?

A colocação do cateter duplo J é realizada por meio da cistoscopia de forma retrógrada, da bexiga para o rim. Para melhor entendimento, é um procedimento cirúrgico sem corte, composto por um equipamento de endoscopia, que passa pela uretra e alcança a bexiga. Antes de iniciar o procedimento, é necessário passar um fio-guia a fim de facilitar a introdução do duplo J. Além disso, são utilizados microcâmera e monitor para oferecer maior conforto ao cirurgião, com maior detalhamento das imagens. Outra rota seria após a realização da cirurgia renal percutânea, com colocação anterógrada, assim como durante cirurgia aberta, laparoscópica e robótica.

Como é retirado o duplo J?

O duplo J é retirado com pinça de apreensão através da cistoscopia. A retirada é feita com sedação e dura cerca de um minuto. Em alguns serviços no Brasil, o duplo J é removido no consultório médico, com uso de cistoscópio rígido ou flexível após uso de anestésico local na uretra. Tal conduta, fortemente empregada nos Estados Unidos com o cistoscópio flexível, precisa ser compartilhada com o paciente e seu urologista a fim de evitar desconforto.

Outra situação para simplificar a retirada do cateter é acoplar um fio de *nylon* na ponta do duplo J, exteriorizado pelo pênis ou pela vagina. Em 3 a 7 dias, o próprio paciente é instruído para realizar sua retirada, sem aumentar a taxa de infecção. Essa conduta pode ser replicada na população pediátrica, sempre com orientação. Nos casos de implante de duplo J por acesso anterógrado pelo trajeto da nefrostomia, há a técnica de Shpall, que preconiza colocar a ponta cranial do cateter pelo orifício lombar para retirada manual posterior.

Quais são os sinais e os sintomas da presença do cateter duplo J?

Por ser um corpo estranho, o paciente pode sentir certo desconforto em 85 a 90% dos casos, resultante de complicações como dor lombar, irritação vesical (urgência e disúria) e hematúria (presença de sangue na urina). Em média, o duplo J interfere em cerca de 35% na vida sexual de seus portadores e em 58% na capacidade laboral. Menos de 10% dos pacientes não toleram o duplo J e, nesses casos, a solução é a remoção precoce. Contudo, em um curto período o paciente se adapta à presença do cateter e, no período entre algumas semanas e 2 meses, reclama de novo da sua presença, em decorrência de deslocamento, infecção ou incrustação. A incrustação é mediada por um biofilme que envolve o cateter, por dentro e fora, pela mistura de aderência bacteriana e de cristais da urina. Entre os cristais, há a presença do elemento mineral predominante que levou à sua formação, aliado a debris e muco.

Outra desvantagem da presença do cateter é a possibilidade de que seja deslocado, havendo necessidade de recolocá-lo no lugar apropriado ou retirá-lo precocemente. Existe também a formação de nó no duplo J (Figura 16.2) e a fragmentação do duplo J, complicação grave que exige a remoção de seus fragmentos endoscopicamente.

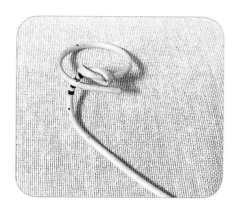

Figura 16.2 Duplo J com nó.
(cortesia do dr. Bruno Vilalva Mestrinho)

Como melhorar os sinais e sintomas?
- Utilizar cateter de qualidade, mais fino e mais flexível.
- Fazer uso de alfabloqueador (tansulosina) ou anticolinérgico (oxibutinina ou darifenacina). O uso concomitante dessas 2 medicações pode trazer benefícios.
- Instruir o paciente a beber água regularmente e urinar de 3 em 3 horas para evitar enchimento vesical e consequente refluxo vesicoureteral no ato da micção.
- Avisar o paciente sobre a presença do corpo estranho para evitar o duplo J esquecido.
- Acredita-se que a posição da ponta do duplo J no rim promove menos sintomas quando alocado na pelve em vez de nos cálices ou no ureter proximal.

Quanto tempo após a implantação é indicado retirar o cateter duplo J?

Nos casos de ureterolitíase, o ideal é que a retirada seja feita em torno de 3 a 14 dias, a depender da gravidade e da indicação de cada caso. Entretanto, alguns pacientes permanecem com o cateter duplo J por até 90 dias, sendo que o ideal é permanecer no corpo entre 6 e 8 semanas no máximo. No decorrer desse período e, sobretudo, após, pode ocorrer calcificação ou incrustação do cateter de silicone, causando infecções de repetição e dificuldades para sua remoção. A incrustação acontece mais em formadores crônicos de cálculos, em portadores de distúrbios metabólicos e em gestantes.

Como manejar o duplo J esquecido?

É considerado um corpo estranho que, com o tempo, vai incrustar na via urinária, rim, ureter ou bexiga (Figura 16.3). Pode também migrar, infectar ou causar uma reação urotelial hiperplásica. A maioria das incrustações ocorre na bexiga, sendo mais fácil sua remoção com o uso do *laser*. No rim e no ureter, o problema torna-se desafiador porque o aparelho de ureteroscopia semirrígido ou flexível pode não acessar a calcificação em razão da falta de espaço, sendo, às vezes, necessária a implantação de um segundo duplo J para alargar mais a via e facilitar uma reabordagem posterior. O tempo extenso do corpo estranho propicia fragmentação espontânea e processo inflamatório intra e periureteral, tornando o ureter friável, com chance de perfuração e avulsão.

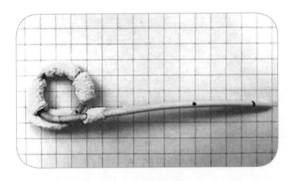

Figura 16.3 Incrustação do duplo J esquecido (tipo II).

(cortesia da dra. Tamara da Silva Cunha)

Quando isso acontece, a nova opção é por via percutânea ou cirurgia aberta. Dependendo do tempo e da gravidade, há casos de perda de rim na vigência da prótese esquecida. De acordo com o *Guia Rápido de Urologia*, publicado pela Sociedade Brasileira de Urologia em 2012, pode-se adotar a seguinte classificação frente ao cateter calcificado:

- I: incrustação simples da porção distal e proximal do duplo J;
- II: calcificação grosseira da porção distal ou proximal do duplo J;
- III: calcificação grosseira da porção distal ou proximal do duplo J e da porção ureteral (Figura 16.4);
- IV: calcificação grosseira das 2 extremidades do duplo J;
- V: calcificação grosseira das 2 extremidades do duplo J e da porção ureteral.

Diante dessa classificação, para o tipo I, remove-se o duplo J com pinça extratora. Se houver resistência, considerar como calcificação da porção proximal do duplo J.

Nos tipos II, III, IV e V, adota-se a estratégia da Figura 16.5.

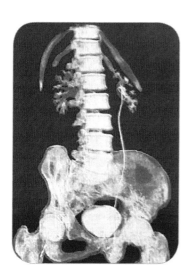

Figura 16.4 Calcificação grosseira do duplo J na bexiga (tipo III).

(cortesia do dr. Bruno Vilalva Mestrinho)

Para efetuar a retirada, o urologista solicita previamente a urocultura e direciona o antibiótico conforme o antibiograma. Em caso de cultura negativa e por se tratar de um ambiente de colonização, infecção e biofilme, adota-se mesmo assim ciprofloxacino ou nitrofurantoína oral, começando 7 dias antes do procedimento. As bactérias envolvidas no duplo J são *Staphylococcus, Enterococcus, Pseudomonas aeruginosa e Escherichia coli*, sendo a flora mista encontrada em 4 a 8% dos casos.

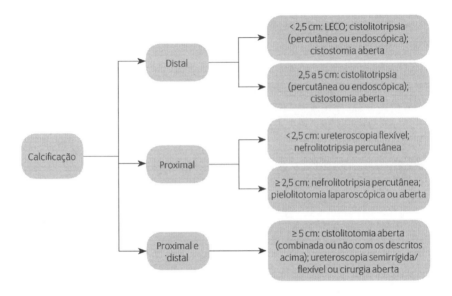

Figura 16.5 Fluxograma da abordagem da calcificação do duplo J segundo o *Guia rápido de urologia*, de 2012.

Danilovic e Lopes (2015) adotaram a seguinte rotina cirúrgica frente a essa situação desafiadora:

- Cistoscopia.
- Se houver dificuldade na remoção do duplo J, usar radioscopia e não forçar.
- Usar 2 fios-guia se for acessar o ureter ou o rim.
- Adotar a posição de Galdakao-Valdivia (decúbito dorsal lateralizado com perneiras), com possibilidade de acesso retrógrado e percutâneo combinado.
- Se houver calcificação apenas na bexiga, fragmentar primeiro na bexiga para depois retirar o restante do cateter da unidade superior. Isso permite melhor sustentação para fragmentação na bexiga.
- Se necessário, deve ser realizada nova abordagem pela mesma via ou outra.
- Quinolona por 7 dias após a retirada.

Após a resolução cirúrgica do caso, implanta-se um novo duplo J e programa-se sua retirada para um mês após o implante, com assinatura do termo de consentimento por porte de prótese pelo paciente ou seu responsável.

Qual é o futuro do cateter duplo J?

O uso do cateter duplo J por longo prazo está associado a vários efeitos adversos que limitam o seu uso. A partir disso, várias ideias de novos materiais de composição e revestimento estão sendo formuladas. O cateter duplo J ideal deve proporcionar características de fluxo satisfatório, além de ser bem tolerado pelo paciente. É importante que o dispositivo possa ser usado por um longo período e, por isso, ele deve resistir à infecção, incrustação e corrosão. Os cateteres de malha de metal são uma opção promissora. Além disso, a colocação de uma membrana antirrefluxo pode impedir o refluxo vesicoureteral, que causa desconforto ao paciente.

Os principais estudos estão voltados para o revestimento do cateter para proporcionar um *stent* de melhor qualidade, à semelhança do material da cirurgia endovascular, com material polimérico, heparina, carbono e anticorpos. Várias são as propostas para a criação de um cateter duplo J mais resistente e eficiente, entretanto, é necessário que mais pesquisas sejam feitas para que o material utilizado se adeque às características estruturais e histológicas do ureter.

BIBLIOGRAFIA

1. Al-Aown A, Kyriazis I, Kallidonis P. Ureteral stents: new ideas, new designs. Ther Adv Urol 2010; 2(2):85-92.
2. Cavalli AC, Timbara Filho R, Slongo LE, Cavalli RC, Rocha LCA. O emprego do cateter duplo J diminui as complicações na ureterolitotomia. Rev Col Bras Cir 2012; 39(2).
3. Hospital Sírio Libanês. Urologia: refluxo vesicoureteral. Disponível em: <https://www.hospitalsiriolibanes.org.br/hospital/especialidades/nucleo-avancado-urologia/Paginas/refluxo-vesicoureteral.aspx>. Acesso em: 25 mai. 2015.
4. Leitão TP, Mendonça T, Barros P, Alves JM, Varela J, Lopes TM. Stents ureterais: Revisão. Acta Urologia 2009; 26;3:15-23.
5. Mafra RSCP, Negreiros GA, Valeriano CHQ, Lima LPE, Vieira EHP, Batista CEO et al. Necrose de ureter com aplicação em transplante renal. Braz J Surg Clin Res 2014; 5(1):31-3.

6. Mazzucchi E, Danilovic A, Srougi M, Vicentini F. Técnicas avançadas em endourologia. São Paulo: Edição do autor, 2014.

7. McAninch JW, Lue TF. Urologia geral de Smith e Tanagho. 18.ed. Porto Alegre: AMGH Editora, 2014.

8. Milfont JC, Fortes MAR. Urologia minimamente invasiva. Endourologia e videolaparoscopia. 2.ed. Rio de Janeiro: Revinter, 2012.

9. Netto Junior NR, Wroclawski ER. Urologia: fundamentos para o clínico. São Paulo: Sarvier, 2001.

10. Pagnoncelli A (coord.). Sumário das evidências e recomendações para o uso de cateter duplo J no manejo intervencionista de cálculos urinários. Uni-med central de serviços auxiliares. Disponível em: <https://www.unimedvaledocai.com.br/medicina-evidencia/pdf/2004%20e%202006/2006/2006%20-%20Cateter%20duplo-j%20na%20urolitiase.pdf>. Acesso em: 25 mai. 2019.

11. Reis RB, Filho JCST, Simões FA. Guia rápido de urologia. Sociedade Brasileira de Urologia. São Paulo: Lemar, 2012.

12. Shoskes DA, Morey AF. The American Urological Association educational review manual in Urology. 3.ed. New York: Castle Connolly Grad Med, 2011.

13. Shpall AL, Parekh AR, Bellman GC. Tubeless percutaneous nephrolithotomy with antegrade stent tether: clinical experience. J Endourol 2007; 21(9):973-6.

Cirurgia renal percutânea ou nefrolitotripsia percutânea (NLTP)

PEDRO HENRIQUE JAIME E SILVA
RAFAEL LOPES MONTEIRO
ISAC CÉSAR ROLDÃO LEITE
MARCUS VINICIUS OSÓRIO MAROCCOLO
BRUNO VILALVA MESTRINHO

O que é a nefrolitotripsia percutânea (NLTP)?

A origem etimológica da palavra nefrolitotripsia vem do grego: *nefros* significa rim, *lithos* significa pedra e *thrips*, fragmentação, dissolução ou esmagamento. Assim, a NLTP consiste em procedimento cirúrgico endourológico para tratamento de cálculos renais e em ureter proximal, com acesso percutâneo. O primeiro passo para obtenção do acesso da via urinária é a punção transcutânea na região lombar através da papila renal, que inicialmente era realizada pela equipe da radiologia intervencionista e agora é responsabilidade da urologia (Figura 17.1). Vale a máxima: "Sem acesso renal adequado, não há cirurgia renal percutânea".

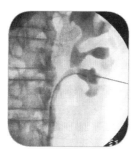

Figura 17.1 Punção renal guiada por ureteroscopia flexível (ECIRS).

(cortesia do dr. Marcus Vinicius Osório Maroccolo)

Quando é indicado esse tipo de tratamento endourológico?

A NLTP é indicada como primeira linha de tratamento em casos de:

- pacientes sintomáticos com nefrolitíase ≥ 2 cm (adultos ou crianças) ou volume maior que 500 mm³;
- cálculos coraliformes;
- cálculos de divertículos calicinais;
- cálculos de polo inferior ≥ 1 cm.

Por meio da adequada seleção dos pacientes, a NLTP apresenta maiores taxas de *stone-free* (livre de cálculos) que a litotripsia extracorpórea com ondas de choque (LECO) e a ureterorrenolitotripsia retrógrada flexível (RIRS) e menos morbidade que a cirurgia aberta e a laparoscópica ou robótica. Também é indicada, como terapia de segunda linha, após falha de tratamento com LECO ou RIRS e em pacientes com ureterolitíase proximal com cálculo grande e obstrutivo, quando a ureteroscopia retrógrada falhou ou não é factível.

Outra indicação está relacionada à consistência dos cálculos, sendo a NLTP reservada para os mais duros, como os cálculos de cistina, fosfato de cálcio e oxalato de cálcio mono-hidratado. Outro tipo de cálculo abordado por cirurgia percutânea é o de matriz. Os aparelhos por via retrógrada e a LECO não conseguem retirar esse material espesso e aderido ao urotélio.

Cálculos em cálices drenados por infundíbulos longos (maiores que 1 cm) e estreitos (menores que 5 mm) ou, até mesmo, cálices com estenoses infundibulares que dificultam o acesso por via retrógrada são mais bem manejados por NLTP, com punção direta nos referidos cálices.

Pacientes com litíase renal e estenose de junção ureteropélvica (JUP) são idealmente manejados com cirurgia laparoscópica/robótica como primeira linha de tratamento, porém ainda há espaço para abordagem retrógrada ou anterógrada (via percutânea), em especial nas recidivas (estenoses secundárias). O tratamento do cálculo deve preceder a endopielotomia (incisão da estenose com faca, balão dilatador ou Acucise® com eletrocautério monopolar) para evitar extravasamento da irrigação, do contraste ou dos fragmentos durante o procedimento. A realização da endopielotomia trata a estenose de JUP (incisão posterolateral na área não vascularizada), seguida de posicionamento de cateter calibroso, que deverá ser mantido no mínimo por 4 semanas.

Em relação à anatomia vascular da JUP, os trabalhos pioneiros utilizando rins de cadáveres preenchidos por resina, desenvolvidos pelos brasileiros Sampaio e Favorito, em 1993, demonstraram que em cerca de 65% das vezes os vasos estão anteriores à JUP e em 6,2% estão posteriores, justificando a posição posterolateral como a mais segura para a realização da incisão. Nem sempre o vaso anômalo é a causa da estenose.

Qual é a relação da cirurgia percutânea com o cálculo coraliforme?

O cálculo coraliforme é definido como cálculo ramificado que ocupa a pelve renal e pelo menos um cálice renal. Pode ser classificado como parcial, quando preenche apenas parte dos cálices renais, ou total/completo, quando preenche a totalidade da via excretora renal. Esse tipo de cálculo é a melhor indicação para a técnica percutânea, já que LECO e nefrolitotripsia transureteroscópica apresentam baixas taxas de resolução e altas taxas de complicações mesmo em mãos experientes, com necessidade de procedimentos auxiliares como reaplicações ou colocação de duplo J.

Quais são as contraindicações da NLTP?

- Pacientes com coagulopatias não tratadas ou descompensadas;
- infecção ativa do trato urinário;
- tumores nos sítios do trajeto de punção;
- lesões renais suspeitas de malignidade;
- gestantes.

No caso das gestantes, pode haver trauma no feto e risco de descolamento prematuro da placenta. Há interessantes relatos de casos na literatura mundial em que o urologista realizou nefrostomia e remoção do cálculo com anestesia local na gestante, mas não é a regra.

Ainda em mãos experientes e com risco calculado, indicações questionadas em situações complexas e atípicas no uso da abordagem por cirurgia percutânea são em rins policísticos, grandes obesos, cifoescoliose, hepatoesplenomegalia e rim previamente operado. Neste último, deve-se atentar para a facilidade da punção por haver tecido fibrótico perirrenal, apesar do perigo de laceração do parênquima durante a dilatação do trajeto, principalmente com dilatadores metálicos de Alken. Quando há saída de secreção purulenta na punção inicial, o procedimento deve ser abortado e, em seguida, deve-se realizar drenagem da via excretora com nefrostomia ou duplo J e cobertura antibiótica adequada, adiando a reabordagem para após o controle infeccioso.

Quais exames pré-operatórios devem ser realizados?

A avaliação pré-operatória segue os padrões da American Society of Anesthesiologists (ASA). É recomendada uma avaliação laboratorial com exame sumário de urina e urocultura para afastar ou diagnosticar infecção do trato urinário, que deve ser tratada previamente à cirurgia. Tomografia computadorizada com contraste auxilia na avaliação indireta de função renal e na melhor definição de anatomia da via excretora para programação cirúrgica. Outra vantagem é a visualização da anatomia vascular do rim e dos órgãos adjacentes e a presença de hepatoesplenomegalia e do cólon retrorrenal.

Em virtude do potencial de sangramento, o estudo da coagulação deve ser realizado, assim como a reserva de sangue e a tipagem sanguínea. Na suspeita de discrasia sanguínea ou uso de antiagregante plaquetário sem possibilidade de suspensão, o procedimento mais seguro seria a cirurgia intrarrenal retrógrada (RIRS), com uso do ureteroscópio flexível e do *laser*. Na suspeita de alteração importante da função renal, deve-se realizar exame funcional do rim com cintilografia renal (DMSA e DTPA). Se a função renal for menor que 15% com a presença de sintomas relacionados ao cálculo ou infecção urinária de repetição, a nefrectomia pode ser a melhor indicação.

Como é realizada a cirurgia?

O paciente deve ser orientado quanto às diversas opções terapêuticas, bem como suas vantagens e desvantagens, riscos e eventuais complicações para definir qual a melhor estratégia a ser realizada. Após a assinatura do termo de consentimento livre e esclarecido e a realização de exames pré-operatórios, a cirurgia é programada. Antibioticoprofilaxia é orientada por exames de urocultura ou segundo as orientações da comissão de controle de infecção hospitalar local, podendo ser iniciada até 24 horas antes da cirurgia.

Qual é a sequência de eventos a fim de obter o sucesso do tratamento?

- Posicionamento do paciente em mesa cirúrgica.
- Passagem de cateter ureteral de pielografia (Figura 17.2).

- Injeção de contraste misturado com azul de metileno na via excretora pelo cateter ureteral.
- Punção de via excretora com agulha 18 G orientada pela radioscopia ou ecografia e confirmação com a saída do azul de metileno.
- Inserção de fio-guia de trabalho e de segurança.
- Dilatação do trajeto cutâneo-renal, podendo ser utilizados balão dilatador e dilatadores metálicos (Alken) ou fasciais de Amplatz (Figura 17.3).
- Posicionamento da bainha de trabalho.
- Nefroscopia sob irrigação com solução salina e retirada de eventuais coágulos.
- Identificação e tratamento do cálculo com ultrassom/balístico ou *laser*.
- Extração do cálculo inteiro ou dos seus fragmentos com pinça tridente.
- Revisão da hemostasia/sangramento e avaliação de eventuais lesões de via excretora.
- Retirada do aparelho.
- Colocação da sonda de nefrostomia ou de duplo J ou avaliação da possibilidade de cirurgia sem tubos.
- Se necessário, infiltração local de ropivacaína no trajeto da dilatação.

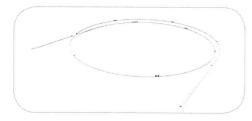

Figura 17.2 Cateter ureteral de pielografia.

(cortesia de Russer)

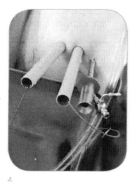
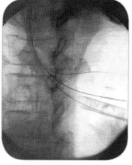

Figura 17.3 A. Múltiplos trajetos percutâneos com Amplatz. B. Radioscopia.

(cortesia do dr. Marcus Vinicius Osório Maroccolo)

A B

Qual é a melhor posição a ser adotada na mesa cirúrgica?

A decisão sobre a posição do paciente na mesa depende da experiência do cirurgião com cada técnica, não havendo, *a priori*, em meta-análises mundiais, diferença em termos de taxas de *stone-free* ou complicações entre a posição supina e a prona. O ideal é treinamento exaustivo e, se necessário, mudança de abordagem com a equipe treinada em várias posições de acordo com o caso. As posições conhecidas são prona, litotomia reversa, supina, supina modificada, prona com pernas afastadas, flanco, decúbito lateral, Galdakao-Valdivia, supina com perna cruzada, Barts, prona fletida e Barts *flank-free* modificada.

Em 2011, um estudo do grupo CROES (Clinical Research Office of the Endourological Society), com 5.803 pacientes submetidos à cirurgia percutânea em 96 centros distribuídos pelo mundo, considerou que 80% dos procedimentos foram realizados em posição prona (decúbito ventral) e resultaram em menor tempo de cirurgia, melhor taxa de *stone-free* (77% *versus* 70%), menor taxa de falha de procedimento (1,5% *versus* 2,7%), trajeto mais curto e maior acesso às 3 regiões do rim (principalmente a superior) em relação à posição supina (decúbito dorsal). A técnica de cirurgia percutânea realizada em posição supina ou decúbito dorsal (abdome voltado para cima) foi descrita inicialmente pelo espanhol Valdivia-Uría et al. em 1995, citando como vantagens:

- menores repercussões relacionadas à anestesia, principalmente em obesos;
- maior ergonomia para o cirurgião;
- menos radiação para o cirurgião e sua equipe;
- menor taxa de transfusão (4% *versus* 6%);
- menos ocorrência de febre pós-operatória (7% *versus* 11%);
- facilidade na drenagem dos fragmentos em razão da posição;
- acesso concomitante da bexiga e do ureter;
- menos chance de lesão de órgãos adjacentes, principalmente do cólon, fígado e baço, quando em decúbito lateral com coxim no lado operado.

Uma modificação da posição clássica descrita por Valdivia-Uría é a supina-intermédia (Galdakao-Valdivia), que permite o acesso concomitante ao rim, ureter e bexiga, sendo indicada em múltiplos cálculos e na abordagem do duplo J calcificado (abordagem anterógrada e retrógrada em decúbito dorsal lateralizada com uso de perneiras).

Quais são as complicações do procedimento?

As taxas de complicações cirúrgicas podem chegar a 15%, mesmo em mãos experientes. O sangramento intra e pós-operatório é uma complicação esperada, principalmente nos cálculos complexos, sendo necessária transfusão sanguínea em até 5% dos casos. O risco de sangramento pode ser minimizado pela punção na face posterolateral do rim (linha avascular de Brodel) através da papila renal em direção ao infundíbulo, com taxa de lesão venosa de 8% e arterial de 0%. Se a punção for realizada diretamente no infundíbulo, no cálice superior, no cálice anterior ou na pelve, há uma chance de 60% de sangramento de vasos importantes. Os fatores de risco para complicações hemorrágicas são múltiplas punções, cirurgias prévias, perfuração da pelve renal, inexperiência do cirurgião, anemia pré-operatória, cálculos complexos, coagulopatia não detectada e rim único.

As várias táticas para coibir o sangramento ativo e agudo são:

- avançar a bainha e esperar o tamponamento;
- colocar uma sonda de Foley no trajeto, fechar a saída e tracionar o balão;
- usar um cateter próprio para tamponamento (balão de Kaye), que é insuflado em todo trajeto da pele para o ureter proximal por 24 a 48 horas, seguido de reabordagem;
- usar um selante injetado através da bainha de Amplatz para tamponar o trajeto.

Em estudos recentes, a colocação da sonda de nefrostomia parece não ajudar na diminuição do sangramento do trato e do parênquima renal.

Na presença de sangramento urinário tardio, o diagnóstico de fístula arteriovenosa deve ser levantado no caso de sangramento contínuo e de pseudoaneurisma renal, de caráter intermitente. Nesse cenário, deve-se referir o paciente para um serviço de radiologia vascular invasiva para proceder a embolização renal superseletiva, podendo ocorrer em até 1% dos casos, com taxas de sucesso em torno de 93%. O hematoma renal ou perirrenal é mais frequente nos pacientes hipertensos mal controlados. Caso não haja serviço de hemodinâmica na cidade, procede-se à cirurgia aberta, com risco de nefrectomia para controle do dano.

O extravasamento de urina pode ocorrer, porém geralmente é autolimitado. Quando há extravasamento mais intenso, deve-se avaliar lesão da parede medial da pelve renal ou da JUP; na grande maioria dos casos, o problema pode ser resolvido com drenagem da via urinária com nefrostomia ou cateter ureteral, sendo rara a necessidade de reabordagem cirúrgica aberta ou por laparoscopia/robótica. Outras complicações relacionadas ao procedimento incluem febre (10,8%), embolia (0,4%), urinoma (0,2%), sepse (0,5%), complicações torácicas (1,5%), lesões de outros órgãos (0,4%) e óbito (0,05%). Idosos beneficiam-se da cirurgia percutânea por, muitas vezes, terem cálculos maiores e mais duros em decorrência do tempo extenso de vida, apesar de as taxas de sangramento e sepse serem maiores em relação aos jovens.

O que fazer se houver lesão inadvertida do intestino grosso?

A incidência de cólon retrorrenal pode chegar a 10%, principalmente em jovens magros e no rim em ferradura, neste último variando entre 3 e 19% dos casos. Em 25% dos casos de punção através do cólon, o diagnóstico é feito no transoperatório, com visualização de fezes ou opacificação do cólon durante pielografia, e em 75% das vezes o diagnóstico é tardio, com saída de fezes misturadas com urina, saída de fezes pela nefrostomia ou pelo orifício do acesso percutâneo, pneumatúria, fecalúria, íleo paralítico, náuseas, vômitos, febre, leucocitose, peritonite e sepse.

Na presença de drenagem de conteúdo fecal pela nefrostomia, sem sinais de peritonite, introduz-se o balão dentro do cólon, derivando-o para o meio externo, com diminuição progressiva do calibre até sua remoção. Indica-se dieta oral sem resíduos e terapia antibiótica de amplo espectro por 14 dias. Na presença de peritonite detectada, é preciso solicitar o auxílio do serviço de cirurgia geral ou proctologia para laparotomia/laparoscopia/robótica exploradora com rafia primária ou confecção de colostomia. Nas 2 situações, a estratégia é separar o trato urodigestório por meio do implante de duplo J por via retrógrada ou anterógrada.

E o uso de procedimentos auxiliares?

A punção renal é realizada com o auxílio da pielografia retrógrada. Também pode ser orientada por ecografia, laparoscopia ou até mesmo cirurgia robótica em casos selecionados, como em pacientes com cólon retrorrenal (em que há necessidade de dissecção e liberação do cólon para realização da punção com segurança, minimizando risco de lesão intestinal) e em pacientes com alterações anatômicas (ou transplantados renais) que dificultem a técnica padrão de punção. A utilização de corantes (p.ex., azul de metileno) juntamente ao meio de contraste permite certificar que a punção atingiu corretamente a via excretora, com o retorno do azul na agulha.

Nos pacientes submetidos à cirurgia sem evidências de complicações, principalmente perfuração da via excretora, e na ausência de fragmentos residuais, a nefrostomia é opcional. Quando a drenagem após o procedimento for somente através de cateter duplo J ou pelo cateter ureteral, o procedimento é classificado como *tubeless* (sem tubo externo). Quando for realizada sem a presença de nenhum tipo de drenagem, é classificada como *totally tubeless* (totalmente sem tubo, interno ou externo). Ambas as situações são recomendadas em pacientes com condições favoráveis (ausência de infecção, de sangramentos, de lesão de via urinária e de grande manipulação durante cirurgia). A decisão de quando posicionar ou não o cateter de nefrostomia e/o duplo J dependerá de alguns fatores, incluindo:

- presença de cálculo residual;
- necessidade de procedimentos secundários/reabordagem;
- perda sanguínea intraoperatória importante;
- extravasamento de urina por lesão da via excretora;
- obstrução ureteral;
- risco de bacteriúria persistente decorrente de cálculos infecciosos;
- rim único ou rim transplantado;
- programação de quemólise percutânea;
- punção múltipla.

Enfim, qual é o estado da arte da cirurgia renal percutânea?

Os cálculos renais possuem uma grande variedade de modalidades terapêuticas, desde conduta conservadora, LECO, endourologia (percutânea ou retrógrada), laparoscopia, robótica e até cirurgia aberta. Além das características do cálculo urinário (tamanho, constituição, rigidez e natureza infecciosa), há de se ponderar as características do paciente para individualização e melhor definição da terapia ideal a ser adotada.

A nefrolitotripsia percutânea é um procedimento complexo, meticuloso e delicado em que há necessidade de treinamento adequado em centros de alto volume para garantir a melhor capacitação do profissional. O treinamento é focado na obtenção do acesso percutâneo. O American College of Radiology

(ACR) recomenda que médicos tenham realizado pelo menos 15 nefrostomias percutâneas com bons resultados para serem considerados qualificados. O momento mais adequado para a realização desse treinamento é durante a residência médica, porém o treino deve ser mantido mesmo após a conclusão da residência, em cursos presenciais tipo *hands-on*.

Conciliando uma indicação precisa, conhecimento íntimo da anatomia renal e uso de técnica e material adequados, o urologista atingirá o resultado esperado, beneficiando quem mais necessita, o paciente. Não se trata de cirurgia perigosa, mas, sim, de indicação precisa em mãos competentes.

Deve-se manter boa hidratação endovenosa durante o período pós-operatório a fim de manter a diurese sustentada. O uso de antibióticos deve ser mantido na suspeita ou na vigência de cálculo infectado, devendo ser endovenoso durante internação e oral após a alta hospitalar. A necessidade de antibioticoprofilaxia prolongada por 3 a 6 meses após o procedimento em cálculos coraliformes ou infecciosos deve ser avaliada.

Quais foram os avanços cirúrgicos da cirurgia percutânea?

O tratamento cirúrgico dos cálculos urinários na linha do tempo teve início com a lombotomia (cirurgia aberta), cirurgia percutânea, LECO e, por fim, ureterorrenolitotripsia. Os primeiros nefroscópios foram cistoscópios infantis ou broncoscópios adaptados há 40 anos. Após o início promissor da cirurgia percutânea, o procedimento foi logo substituído pela LECO e pela ureterorrenolitotripsia. Hoje em dia, a percutânea foi retomada e dividida conforme mostra a Tabela 17.1.

Tabela 17.1 Diferentes técnicas da cirurgia percutânea.

Ano	Técnica cirúrgica	French*
1975	Percutânea clássica	24 a 30
1998	Miniperc	11 a 21
2011	Microperc (*all seeing needle*)	4,8 a 6
2013	Ultraminiperc	11 a 13
2016	Superminiperc	10 a 14

*1 French corresponde a 0,3 mm.

A miniaturização dos equipamentos e do acesso para a cirurgia percutânea (diminuição do tamanho do lúmen do nefroscópio) a partir de 1998 foi possível em razão de cálculos que não seriam bem abordados com RIRS ou com a percutânea clássica. A percutânea minimamente invasiva requer instrumentos específicos e indicações precisas, com seleção adequada de cada caso (Figura 17.4). À medida que se diminui o diâmetro dos trajetos percutâneos, as complicações hemorrágicas também diminuem, porém alguns estudos mostram taxas menores de *stone--free*, tempo cirúrgico maior e maiores chances de infecção urinária por pressão intrarrenal aumentada (turbilhonamento), em comparação à NLTP convencional. Espera-se, nos próximos anos, uma definição mais acurada de cada instrumento com resultados prospectivos e controlados, tanto em crianças como em adultos.

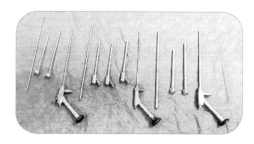

Figura 17.4 Percutânea minitrato.
(cortesia do dr. Francisco Gomez Regalado)

Quais são as indicações formais para o uso de minitratos?
- Cálculos urinários menores que 3 cm;
- divertículo calicinal;
- crianças (pois há menos sangramento e transfusão);
- anatomia desfavorável;
- no cálculo coraliforme, como segundo ou terceiro acesso;
- cálculo no ureter superior.

Quais são as desvantagens dos minitratos?
- Maior tempo de procedimento;
- menor visão;
- menor remoção de fragmentos com saída por turbilhonamento;
- técnica limitada a cálculos pequenos, de preferência menores que 2 cm;
- maior pressão intrarrenal, com chance de infecção urinária.

Bibliografia

1. Assimos D, Krambeck A, Miller NL, Monga M, Murad MH, Nelson CP et al. Surgical management of stones: American Urological Association/Endourological Guideline. J Urol 2016; 196(4):1153-60.

2. Baptistussi MD, Casseb G, Andrade MF. Litíase urinária: tratamento cirúrgico. In: Rocha FET, Abrantes AS, Tomé ALF (eds). Manual de Urologia de consultório. São Paulo: Planmark, 2018.

3. Danilovic A, Claro JFA. Excelência e alta complexidade em urologia. 1.ed. São Paulo: Edição do autor, 2015.

4. European Association of Urology (EAU). Pocket guidelines. Edição 2018. Versão para a língua portuguesa por Sociedade Brasileira de urologia. Rio de Janeiro: SBU, 2018.

5. McDougal WS, Wein AJ, Kavoussi LR, Partin AW, Peters CA. Campbell-Walsh urology. 11.ed. Philadelphia: Elsevier, 2015.

6. Milfont JC, Fortes MAR. Urologia minimamente invasiva. Endourologia e videolaparoscopia. 2.ed. Rio de Janeiro: Revinter, 2012.

7. Novick AC, Jones JS, Gill IS, Klein EA, Rackley R, Ross JH. Operative urology at the Cleveland Clinic. Cleveland: Humana Press, 2006.

8. Patel RM, Okhunov Z, Clayma RV, Landman J. Prone versus supine percutaneous nephrolithotomy: what is your position? Curr Urol Rep 2017; 18:26.

9. Reggio E. Endourologia. Atualização em acessos – mini, micro e ultraminipercutânea. Programa de educação continuada da Sociedade Brasileira de Urologia. [Acesso restrito]. Setembro de 2018.

10. Rupel E, Brown R. Nephroscopy with removal of stone following nephrostomy for obstructive calculous anuria. J Urol 1941; 46(2):177-82.

11. Sampaio FJB, Favorito LA. Ureteropelvic junction stenosis: vascular background for endopyelotomy. J Urol 1993; 150:1787-91.

12. Türk C, Neisius A, Petrik A, Seitz C, Skolarikos A, Tepeler A et al. EAU Guidelines on urolithiasis. European As-sociation of Urology. Edição 2017. Disponível em: <https://uroweb.org/wp-content/uploads/EAU-Guidelines-on-Urolithiasis_2017_10-05V2.pdf>. Acesso em: 27 mai. 2019.

13. Valdivia JG, Scarpa RM, Duvdevani M, Gross AJ, Nadler RB, Nutahara K et al. Supine versus prone position during percutaneous nephrolithotomy: a report from the clinical research office of the endourological society percutaneous nephrolithotomy global study. J Endourol 2011; 25(10):1619-25.

14. Zhao Z, Fan J, Liu Y, Rosette J, Zeng G. Percutaneous nephrolithotomy: position, position, position! Urolithiasis 2018; 46:79-86.

CAPÍTULO 18

Litotripsia extracorpórea com ondas de choque (LECO)

RAFAEL LOPES MONTEIRO
PEDRO HENRIQUE JAIME E SILVA
OMAR NAYEF FAKHOURI

O que é LECO?

Também denominada LEOC, trata-se da fragmentação externa via transcutânea de cálculos urinários por meios de onda de choque, possibilitando a eliminação de fragmentos pela via natural, ou seja, pelo fluxo urinário do rim, ureter e bexiga para a uretra. Não é considerada um procedimento endourológico nem uma cirurgia minimamente invasiva, mas está no rol dos avanços do tratamento do cálculo urinário. Por meio de ondas mecânicas de alta energia, elevada amplitude e baixa frequência, concentradas na região que abriga o cálculo (ponto focal), e do mecanismo de vibração, consegue--se a fragmentação do cálculo. Duas grandes vantagens são o menor custo e o menor risco de complicações, em comparação aos tratamentos cirúrgicos da litíase urinária.

O resultado final de fragmentação, ainda não esclarecido totalmente, é conseguido por microfraturas, forças de coesão interna, gradiente de pressão, compressão-tensão e força de cavitação, sendo esta última a mais provável. Quando o cálculo é menor que 2 cm, a taxa de sucesso varia de 33 a 91%. Cálculos em via biliar e no pâncreas já foram alvo dessa terapia, que hoje em dia é usada também em calcificações ortopédicas e no tratamento urológico da disfunção erétil e da doença de Peyronie (tortuosidade peniana), porém com resultados conflitantes.

Como funciona o tratamento?

Atualmente, uma máquina da terceira geração é usada de forma portátil, mais moderna e com intensificador de Rx acoplado (Arco em C). A duração de uma sessão dura cerca de 50 a 60 minutos, com 1 a 4 mil impulsos, numa frequência de 60 a 90 impulsos por minuto, aplicados no rim, no ureter e na bexiga. Em cálculos maiores que 1 cm, frequência de 60 choques por minuto e 3 mil impulsos oferecem melhores resultados.

Nos cálculos ureterais, deve-se respeitar um intervalo de 24 horas para reaplicação, se necessário. É preciso realizar preparo intestinal antes da aplicação quando o cálculo é localizado com Rx. O cálculo pode também ser localizado com ecografia portátil. O contato da bolha de acoplamento com o paciente deve ser com gel, e é importante que não haja bolhas de ar para evitar perda de energia.

A anestesia é realizada com sedação venosa, bloqueio espinhal ou medicação oral. Existem técnicas para melhorar a fragmentação e a eliminação, como rampeamento (aumento progressivo da potência), mudança de posição (p.ex., inversão da mesa), percussão mecânica com vibração, hidratação e uso de menor frequência com maior duração. Em alguns países da Europa e nos Estados Unidos, esse serviço é feito por veículos tipo *motorhome*, de forma ambulatorial e remota, e supervisionado por enfermeira e urologista para uma determinada comunidade, próxima dos grandes centros.

Quando a LECO pode ser realizada?

A posição preferencial é a de decúbito dorsal horizontal. A indicação principal é para cálculos renais menores que 2 cm ou ureterais menores que 1,5 cm. Esse limite pode ser superado, mas recomenda-se implante de duplo J prévio para minimizar custos, procedimentos auxiliares e complicações graves. Em rim único, uma das estratégias é o implante prévio de duplo J. Em crianças, LECO pode ser a primeira escolha após tentativa de eliminação espontânea, exceto em litíase grande, em ureter distal igual ou maior que 1 cm, casos em que a ureteroscopia tem melhor resultado, seguindo a diretriz da European Association of Urology (EAU, 2018).

Com a evolução dos aparelhos de LECO, foi possível estender sua indicação para a maioria dos cálculos renais, desde que alguns fatores sejam observados, como mostra a Tabela 18.1.

Tabela 18.1 Fatores observados em LECO.

Localização: em cálculos renais calicinais, há um importante fator preditor de resultados. Quando localizados em cálice inferior por ação gravitacional ou pelo ângulo infundíbulo--calicinal (desfavorável quando inferior a 90 graus e associado a um infundíbulo longo, maior que 10 mm, e estreito, menor que 5 mm), a eliminação de fragmentos fica prejudicada. Quando a distância pele-cálculo for maior que 10 cm, como nos obesos, há comprometimento do resultado.

Composição química: cálculos radiopacos são aqueles geralmente formados por oxalato de cálcio e fosfato de cálcio. Os cálculos de cistina apresentam menores índices de fragmentação. Cálculos radiotransparentes são geralmente compostos por ácido úrico, localizados por ecografia e com fragmentação de relativa facilidade, apresentando melhores resultados após a alcalinização da urina. O aspecto radiográfico do cálculo é importante para predizer o sucesso do tratamento, já que cálculos mais densos radiograficamente são mais difíceis de fragmentar. Por meio da tomografia computadorizada, a dureza do cálculo pode ser inferida pelas unidades Hounsfield (UH), sendo valor maior que 1.000 UH com pior prognóstico da fragmentação.

Dimensão: quanto maior o cálculo, menor a possibilidade de sucesso, maior a necessidade de procedimentos adicionais e maior a taxa de complicação. Sua melhor eficácia é em cálculos menores que 2 cm, em especial os menores que 1 cm no rim.

Nos casos de rins hidronefróticos com múltiplos cálculos pequenos, menores que 2 cm, distribuídos em cálices e pelve renal, talvez o melhor tratamento seja nefrolitotripsia endoscópica retrógrada (RIRS) ou cirurgia renal percutânea com múltiplas punções.

Existe contraindicação para realização do procedimento?

As principais contraindicações são:

- distúrbio de coagulação ou uso de anticoagulantes;
- infecção do trato urinário;
- uso de marca-passo e desfibrilador implantável;
- anatomia desfavorável dos cálices renais;

- deformidades musculoesqueléticas como cifoescoliose ou osteogênese imperfeita;
- obstrução das vias urinárias a jusante do cálculo;
- aneurisma da aorta abdominal maior que 5 cm ou da artéria renal maior que 2 cm;
- distância do cálculo menor que 5 cm do aneurisma da aorta para evitar ruptura;
- gestação;
- obesos com IMC maior que 28 kg/m^2.

Quais são as complicações da LECO?

As complicações mais frequentes são:

- obstrução ureteral por fragmentos residuais;
- arritmia;
- infecção urinária;
- sepse urinária;
- hematoma renal;
- lesão do sistema coletor renal;
- trauma de órgãos adjacentes, como ossos, pulmão, fígado, pâncreas, intestino e aorta.

Em crianças, pode haver petéquias na pele no local da aplicação. Hematúria pós-LECO acontece em 30% dos casos; dor pós-aplicação, em 40%; e explosão renal contida, em 1%, esta controlada, inicialmente, de forma conservadora.

Os casos de rua de cálculo ou *steinstrasse* (fragmentos residuais, fazendo fila indiana no ureter) acontecem, em média, em 4 a 7% dos casos pós-LECO quando bem indicada, sendo que em 23% de forma silenciosa e perigosa. Para caracterizar melhor, fragmentos residuais clinicamente consideráveis acontecem entre 2 e 3% nos cálculos entre 1,5 e 2 cm e em 56% dos cálculos entre 3 e 3,5 cm. O tratamento restringe-se à espera da eliminação com terapia medicamentosa expulsiva com tansulosina ou ao uso invasivo de ureteroscopia ou de reaplicação de LECO. Alguns serviços já preconizam uso de tansulosina pós-LECO de forma rotineira, pois a prática aumenta a taxa de eliminação em 16% e diminui o tempo de eliminação de fragmentos em 8 dias.

Na literatura médica, felizmente, houve suspeita não confirmada de surgimento de hipertensão e diabetes a longo prazo após aplicação das ondas de choque por injúria na microvasculatura renal (nefroesclerose) e nas células beta das Ilhotas de Langerhans.

Pode-se utilizar LECO no cálculo coraliforme?

Cálculo coraliforme é aquele que preenche toda a pelve renal e pelo menos um grupo calicinal. O método padrão-ouro para tratamento desses cálculos é a nefrolitotripsia percutânea. Quando a cirurgia percutânea é contraindicada, a LECO pode ser empregada como alternativa menos invasiva na tentativa de reduzir o volume do cálculo, com implante prévio de duplo J, com chance de complicações e uso de procedimentos auxiliares. São aceitas até 3 aplicações consecutivas para eliminar ou reduzir o cálculo. No insucesso, sugere-se o procedimento endoscópico retrógrado ou cirurgia laparoscópica/robótica ou aberta. A técnica aberta é a nefrolitotomia anatrófica, com o óbice de lesar definitivamente até 30% dos néfrons dessa unidade. Há 2 décadas, preconizava-se a técnica "sanduíche" para o cálculo coraliforme: iniciava-se com LECO, seguida de cirurgia percutânea e, para finalizar, LECO novamente, porém os resultados não foram consistentes.

Há fragmentação de cálculos ureterais e vesicais com LECO?

A LECO apresenta resultados satisfatórios para cálculos ureterais proximais menores que 1,5 cm, que não causem obstrução do sistema coletor e que não tenham a dureza do cálculo de cistina. Seus resultados são piores para os cálculos distais em razão da posição de decúbito ventral (em pronação ou em aplicação transglútea). Devido à grande mobilidade do cálculo e à obstrução do colo vesical, que dificulta a eliminação de fragmentos, a LECO não apresenta muita eficácia nos cálculos vesicais. Entretanto, pode ser uma opção em pacientes com lesão medular.

Existe alguma situação especial em que a LECO possa ser utilizada?

A LECO pode ser utilizada em rins em ferradura e pélvicos, rins transplantados, divertículos calicinais, ureter distal em mulheres em idade fértil (contudo, aumenta o risco de lesão de ovário ou aborto em caso de gravidez recente não conhecida) e rins policísticos. Nos pacientes com lesão medular com deformidades musculoesqueléticas, há receio de fraturas e descompensação clínica por disreflexia autonômica. Em crianças, com máquina própria, recomenda-se proteção auricular, pulmonar e gonadal. A LECO não interfere no crescimento do rim nem da criança. Em idosos, as complicações são mais frequentes (6%), principalmente infecção do trato urinário.

Bibliografia

1. Amaro JL, Tomé ALF. Proteus: palestras e reuniões, organização para preparação de Título de Especialista em Urologia – SBU/SP. São Paulo: Planmark, 2017.
2. Assimos D, Krambeck A, Miller NL, Monga M, Murad MH, Nelson CP et al. Surgical management of stones: American Urological Association/Endourological Guideline. J Urol 2016; 196(4):1153-60.
3. Danilovic A, Claro JFA. Excelência e alta complexidade em urologia. 1.ed. São Paulo: Edição do autor, 2015.
4. Demirci D, Sofikerim M, Yalçin E, Ekmekçioglu O, Gülmez I, Karacagil M. Comparison of conventional and step-wise shockwave lithotripsy in management of urinary calculi. J Endourol 2007; 21(12):1407-10.
5. Ghoneim IA, El-Ghoneimy MN, El-Naggar AE, Hammoud KM, El-Gammal MY, Morsi AA. Extracorporeal shock wave lithotripsy in impacted upper ureteral stones: a prospective randomized comparison between stented and non-stented techniques. Urology 2010; 75(1):45-50.
6. Li WM, Wu WJ, Chou YH, Liu CC, Wang CJ, Huang CH et al. Clinical predictors of stone fragmentation using slow-rate shock wave lithotripsy. Urol Int 2007; 79(2):124-8.
7. Madbouly K, El-Tiraifi AM, Seida M, El-Faqih SR, Atassi R, Talic RF. Slow versus fast shock wave lithotripsy rate for urolithiasis: a prospective randomized study. J Urol 2005; 173(1):127-30.
8. Mazzucchi E, Danilovic A, Srougi M, Vicentini F. Técnicas avançadas em endourologia. São Paulo: Edição do autor, 2014.
9. McDougal WS, Wein AJ, Kavoussi LR, Partin AW, Peters CA. Campbell-Walsh urology. 11.ed. Philadelphia: Elsevier, 2015.
10. Milfont JC, Fortes MAR. Urologia minimamente invasiva. Endourologia e videolaparoscopia. 2.ed. Rio de Janeiro: Revinter, 2012.
11. Moon KB, Lim GS, Hwang JS, Lim CH, Lee JW, Son JH et al. Optimal shock wave rate for shock wave lithotrip-sy in urolithiasis treatment: a prospective randomized study. Korean J Urol 2012; 53(11):790-4.

12. Ordon M, Welk B, Ghiculete D, Lee JY, Pace KT. Is extracorporeal shockwave lithotripsy a risk factor for the development of diabetes mellitus? A population-based study. BJU Int 2019; 123(6):1048-54.

13. Pace KT, Ghiculete D, Harju M, Honey RJ; University of Toronto Lithotripsy Associates. Shock wave lithotripsy at 60 or 120 shocks per minute: a randomized, double-blind trial. J Urol 2005; 174(2):595-9.

14. Preminger GM, Tiselius HIG, Assimos DG, Alken P, Buck C, Gallucci M et al. Guideline for the management of ureteral calculi. J Urol 2007; 178(6):2418-34.

15. Shoskes DA, Morey AF. The American Urological Association educational review manual in urology. 3.ed. New York: Castle Connolly Grad Med, 2011.

16. Türk C, Neisius A, Petrik A, Seitz C, Skolarikos A, Tepeler A et al. EAU Guidelines on uro-lithiasis. European As-sociation of Urology. Edição 2017. Disponível em: <https://uroweb. org/wp-content/uploads/EAU-Guidelines-on-Urolithiasis_2017_10-05V2.pdf>. Acesso em: 27 mai. 2019.

17. Wen CC, Nakada SY. Treatment selection and outcomes: renal calculi. Urol Clin North Am 2007; 34(3):409-19.

18. Yilmaz E, Batislam E, Basar M, Tuglu D, Mert C, Basar H. Optimal frequency in extracorpo-real shock wave lithotripsy: prospective randomized study. Urology 2005; 66(6):1160-4.

Seção V

O cálculo urinário em situações especiais e perspectivas

Cálculo urinário na criança

ALDO ROBERTO FERRINI FILHO
CLÁUDIA ROLDÃO LEITE
OMAR NAYEF FAKHOURI
BRUNO VILALVA MESTRINHO

Qual é a epidemiologia da litíase urinária nas crianças?

A litíase em crianças não é tão frequente como em adultos. Ainda é desconhecido por que a incidência dessa condição ser menor na população pediátrica, porém pode se especular que seja pela menor extensão de vida e pelo fato de as crianças terem concentrações mais altas de inibidores de formação de cristais, como o citrato e o magnésio. Quando o diagnóstico é realizado, a maioria dos cálculos está localizada nos rins. Na infância, a prevalência, que pode estar subestimada, é de aproximadamente 1 a 3% em crianças de países desenvolvidos e 2 vezes mais comum em meninos. Na Arábia Saudita, local com mais ocorrências de litíase urinária no mundo, os casos em crianças representam menos de 1% dos casos totais.

A litíase na infância está associada a altas taxas de recorrência, em torno de 68% em um prazo de 11 a 15 anos. A idade média de aparecimento do primeiro episódio é de 8 a 10 anos, sendo que 20 a 50% das crianças têm antecedentes familiares. No mundo contemporâneo, há um aumento dos casos nos adolescentes e nos adultos jovens em função da mudança climática e hábitos alimentares não saudáveis.

Qual é a relação entre alterações anatômicas na criança e formação de cálculos?

As alterações anatômicas no sistema urinário na criança ajudam na formação dos cálculos, pois causam uma maior dificuldade de fluxo da urina, o que contribui para a precipitação dos cristais, potencializada por alterações metabólicas fortemente graves, apresentando risco de até 5 vezes de recorrência calculosa em relação às crianças que não têm alterações anatômicas nem metabólicas. A estase urinária pode acarretar uma condição mais grave, que é a infecção do trato urinário, ajudando no crescimento de bactérias. As condições do trato urinário na população pediátrica que favorecem cálculos urinários são:

- rim esponjo-medular;
- estenose da junção ureteropélvica (JUP) e da junção ureterovesical (JUV);
- refluxo vesicoureteral;
- ureterocele (Figura 19.1);
- divertículo da via urinária;
- bexiga neurogênica;
- obstrução infravesical;
- ampliação vesical;
- derivação urinária.

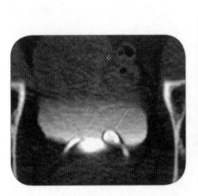 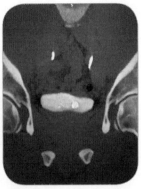

Figura 19.1 Ureterocele à esquerda, com cálculo em seu interior.

(cortesia do dr. Bruno Vilalva Mestrinho)

Qual é a principal causa de cálculo nas crianças?

Várias condições favorecem a litogênese, sendo as principais algumas anormalidades metabólicas e genitourinárias. Também existe relação com dieta, hábitos e causas infecciosas. A mais importante causa é a hipercalciúria, uma anormalidade metabólica, seguida de supersaturação de oxalato e de fosfato de cálcio. Menos comum em crianças são hipocitratúria, hiperuricosúria, hiperoxalúria, acidose tubular renal, nefrocalcinose, cistinúria e, mais raro ainda, alteração do pH urinário e da diurese.

A hipercalciúria idiopática é uma condição que corresponde à eliminação urinária de cálcio acima de 4 mg/kg/dia, com o paciente estando com cálcio normal no sangue. Dentre as causas da hipercalciúria estão o aumento da absorção de cálcio pelo intestino, a diminuição da reabsorção de cálcio pelo rim, a perda de fosfato pelo rim, o aumento de vitamina D e o aumento da reabsorção óssea.

Algumas medicações induzem a formação de pedra e, na população pediátrica, cresce o uso de topiramato, uma medicação anticonvulsivante e com uso *off-label* para emagrecer. Trata-se de uma droga inibidora da enzima chamada anidrase carbônica, o que pode favorecer o desenvolvimento de acidose tubular renal e consequente aumento do risco de formação de cálculos em crianças por iatrogenia. Outra droga viciante é o tolueno, aspirado diariamente por crianças em sinaleiros brasileiros (tíner e cola de sapateiro), com aumento na formação de litíase urinária. Recém-nascidos prematuros internados em UTI e em uso da furosemida podem desenvolver cálculos urinários (nefrocalcinose neonatal). Outra causa de cálculo urinário nas crianças são os erros inatos de metabolismo, por promoverem cistinúria, acidose tubular renal e hiperoxalúria primária. As crianças portadoras de cálculos devem ser acompanhadas obrigatoriamente por nefrologistas e uropediatras.

Qual é o quadro clínico da litíase urinária na criança?

O principal sintoma é a dor abdominal difusa ou em flanco, com alterações gastrointestinais inespecíficas, o que torna o diagnóstico mais difícil em razão da baixa colaboração da criança enferma. A cólica renal clássica acontece em apenas 5% das crianças. Em muitos casos, o exame de urina indica a presença de hematúria microscópica, que significa que o cálculo está lesando a parede do sistema urinário. A presença de sintomas como náuseas, mal-estar e febre pode estar associada à ureterolitíase ou nefrolitíase infectada.

Na fase aguda do cálculo renoureteral na criança, as medidas gerais a serem tomadas incluem medicações antiespasmódicas e anti-inflamatórias. Os sintomas ditos inespecíficos, como mal-estar, náuseas, vômitos e desidratação, devem ser tratados. É importante sempre investigar febre, pois essa condição pode estar relacionada à infecção do trato urinário. A ultrassonografia é o exame de imagem indicado nessa fase. A chance de eliminação espontânea do cálculo ureteral é maior na criança por ter o ureter proporcionalmente menor e mais calibroso em comparação ao adulto. Portanto, a regra é esperar.

Após uma crise renoureteral, como deve ser a prevenção de novos casos?

Depois da fase aguda, o paciente deve realizar uma prevenção adequada para diminuir as chances de um novo episódio. Como a doença calculosa tem diversas causas, a prevenção inclui uma avaliação rigorosa para identificar qualquer causa ou a possível presença de fatores de risco. Com base nessa avaliação, as intervenções são feitas sob medida para reduzir o risco de recorrência de formação litiásica. São dosados os sais de 24 horas na urina, sob dieta habitual, pelo menos 2 vezes em tempos diferentes para traçar um perfil metabólico do paciente.

Nos casos de hipercalciúria idiopática, deve-se incluir uma maior ingestão de fluidos, adequar a quantidade de sódio e de proteína, realizar administração de citrato de potássio para inibir a cristalização do oxalato de cálcio e fazer uso de diuréticos para o tratamento da hipercalciúria persistente, sob estrita vigilância médica.

A ingestão de líquidos deve ser a adequada para uma diurese normal de 30 mL/kg/dia. Não se deve ingerir refrigerantes. A sudorese e as perdas insensíveis de água (fezes, diurese e respiração) fazem com que haja desidratação, então a ingestão deve ser estimulada, dependendo do tamanho da criança. Para controle do quanto se bebe, a cor da urina é sempre um bom termômetro, sendo considerada ideal quando clara e com densidade baixa. Professores e pais não devem proibir a ida frequente ao banheiro pelos infantes (*bullying* infantil).

A orientação dietética e a atividade física são importantes na litíase na criança?

Na orientação dietética, não se deve fazer restrição de cálcio, pois isso aumenta a incidência de cálculos de oxalato de cálcio. Além disso, o cálcio é essencial para o crescimento do arcabouço ósseo da criança. Quando possível, sugere-se acompanhamento com nutricionista, pois existem diversos alimentos ricos em proteína não láctea e sal envolvidos na formação de cálculos. Fatores predisponentes de obesidade, como não realização de atividade física e alta ingestão de alimentos ricos em gorduras e açúcares, são de extrema importância na prevenção calculosa. Sucos cítricos ricos em potássio são importantes na redução da litogênese, principalmente de frutas como laranja e limão.

Qual é a importância da tomografia computadorizada no diagnóstico da litíase na criança? E quais seus riscos?

A tomografia computadorizada (TC) é o método diagnóstico ideal para avaliar o trato urinário na detecção da litíase. A TC é um exame muito rápido que pode ser feito com boa qualidade nas emergências em crianças, muitas vezes sem necessidade de anestesia. Segundo a Aliança de Segurança Radiológica na Infância, firmada em 2015, para diminuir o uso de radiação da tomografia em crianças é preciso tomar as seguintes providências:

- utilizar a TC apenas quando houver um benefício médico claro;
- usar a menor quantidade de radiação possível para uma imagem adequada;
- sempre se basear no tamanho da criança;
- estudar com TC somente a área de interesse (ou só os rins, ou só a pelve) após a triagem com ecografia;
- não realizar múltiplos exames radiológicos;
- usar exames alternativos, como a ecografia.

Não existe um consenso preciso da dose segura de radiação ionizante para o surgimento do câncer, mas os equipamentos modernos diminuíram essa preocupação. Os tumores mais frequentes são originados nos órgãos mais sensíveis do nosso corpo, como tireoide, mama, pulmão, cólon, pele e órgãos linfoides. Nos Estados Unidos, atualmente, 11% dos pedidos de tomografia computadorizada são dirigidos para as crianças.

Quais são os principais tratamentos cirúrgicos da litíase na criança?

Atualmente, à semelhança do tratamento no adulto, existem 3 principais técnicas chamadas de minimamente invasivas: litotripsia extracorpórea por ondas de choque (LECO), nefrolitotripsia percutânea (NLPC) (Figura 19.2) e ureterorrenolitotripsia (URS/RIRS). Essas técnicas mudaram de maneira importante a eficácia e a segurança no tratamento da litíase em crianças. A cirurgia aberta passou a ser necessária em menos de 10% dos casos, reservada para casos de insucesso endoscópico e de outras cirurgias abertas concomitantes. Há descrição de ureteroscopia em crianças de 9 meses de idade e aplicação de LECO com proteção pulmonar e auricular em crianças de 3 a 4 meses de idade. Segundo a European Association of Urology (2018), a abordagem ureteroscópica é a primeira escolha de tratamento em cálculos grandes (iguais ou acima de 10 mm) no ureter distal, em razão da dificuldade no posicionamento da LECO decorrente da presença da bacia.

As complicações da cirurgia percutânea na criança não são infrequentes e podem ser perigosas, promovendo lesão do sistema coletor, sangramento, hipotermia, lesão de órgãos adjacentes, hidropneumotórax, vazamento urinário, febre e fístula renal arteriovenosa. Em decorrência disso, surgiu uma abordagem percutânea mínima: miniperc e microperc, com aparelhos finos, pequenos e apresentando resultados satisfatórios, sobretudo em crianças. Deve-se atentar à pressão aumentada na pelve e nos cálices contaminados, sem drenagem satisfatória em um ambiente fechado, com risco aumentado de urossepse.

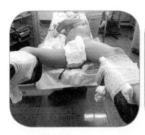 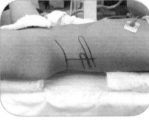

Figura 19.2 Criança de 7 anos de idade em posição de Bart (Bart's *free-flank position*).

(cortesia do dr. Marcus Vinicius Osório Maroccolo)

Qual é a importância do cateter duplo J na infância?

O urologista pode optar pela utilização do cateter duplo J após a realização do procedimento (ureterorrenolitotripsia, LECO ou cirurgia renal percutânea), assim que os fragmentos forem extraídos. A importância desse tipo de dreno interno é impedir que coágulos ou fragmentos do cálculo obstruam o ureter. A criança recebe alta do hospital com o cateter implantado no corpo. É muito importante lembrar à família e aos pediatras que seja agendado, com o urologista, o procedimento endoscópico de retirada do cateter duplo J, a fim de evitar a síndrome do duplo J esquecido e posterior incrustação do corpo estranho. O duplo J pode ser exteriorizado pelo meato uretral, tanto masculino como feminino, com fio de *nylon* e retirado entre 3 e 14 dias pelos próprios pais.

De forma geral, o que os pais devem saber a respeito do tratamento?

De acordo com o Projeto Diretrizes da Associação Médica Brasileira (AMB) e do Conselho Federal de Medicina (CFM), os pais precisam conhecer alguns pontos importantes, como:

- Procedimentos endourológicos (ureterorrenolitotripsia e cirurgia renal percutânea) e extracorpóreos (LECO) estão sujeitos a complicações.
- Existe a possibilidade de conversão para cirurgia aberta.
- Não há garantia de remoção completa do cálculo, sendo necessário, às vezes, repetir o procedimento ou mudar a modalidade de tratamento. Nefrectomia tipo *toilette* pode ser a solução final.
- Na maioria das vezes, usa-se anestesia geral (sedação ou inalatória).
- Na maioria das vezes, usa-se irradiação ionizante (TC, Rx e radioscopia).
- Após o tratamento, fragmentos pequenos ou grandes de cálculos podem causar sintomas.
- Pode haver necessidade de utilização de duplo J, cuja retirada pode requerer anestesia.
- Após ureteroscopia, pode ocorrer refluxo vesicoureteral com resolução espontânea. Em poucos casos de refluxo grave ou persistente, pode haver necessidade de controle radiológico (TC, cintilografia e uretrocistografia miccional) e uso de antibiótico profilático por 6 meses a 1 ano.
- Em qualquer manipulação endoscópica, existe potencial de infecção urinária no pós-operatório.
- Na presença de anomalia associada do trato urinário, a cirurgia aberta pode ser necessária.
- A criança tem grande probabilidade de recidiva da litíase, sendo necessário planejar uma cuidadosa estratégia de prevenção após o tratamento intervencionista.

BIBLIOGRAFIA

1. Barnett A, Jackson AH, Rosen BA, Garb JL, Braden GL. Nephrolithiasis and nephrocalcinosis from topiramate therapy in children with epilepsy. Kidney Int Rep 2018; 3:684-90.

2. Danilovic A, Claro JFA. Excelência e alta complexidade em urologia. 1.ed. São Paulo: Edição do autor, 2015.

3. Macedo Júnior A, Lima SVC, Streit D, Barroso Júnior U. Urologia pediátrica. São Paulo: Roca, 2004.

4. McDougal WS, Wein AJ, Kavoussi LR, Partin AW, Peters CA. Campbell-Walsh urology. 11.ed. Philadelphia: Elsevier, 2015.

5. Netto Júnior NR. Urologia: fundamentos para o clínico. São Paulo: Sarvier, 2000.

6. Parente DB. O risco da radiação no uso indiscriminado da tomografia computadorizada. Radiol Bras. 2013; 46(2):5-6.

7. Rego Filho EA. Litotripsia extracorpórea no tratamento de cálculos urinários em crianças. J Pediatr 2002; 78(5):353-4.

8. Shoskes DA, Morey AF. The American Urological Association educational review manual in urology. 3.ed. New York: Castle Connolly Grad Med, 2011.

9. Sociedade Brasileira de Urologia. Litíase urinária em criança. Projeto Diretrizes. Associação Médica Brasileira e Conselho Federal de Medicina. Disponível em: <https://diretrizes. amb.org.br/_BibliotecaAntiga/litiase-urinaria-em-criança.pdf>. Acesso em: 25 mai. 2019.

10. Society for Pediatric Radiology (SPR). The alliance for radiation safety in pediatric imaging. Department of Radiology, Cincinnati, Ohio. Disponível em: <https://www. imagegently.org>. Acesso em: 11 nov. 2015.

11. Tanagho EA, McAninch JW. Urologia geral de Smith. 16.ed. Barueri: Manole, 2007.

12. Türk C, Neisius A, Petrik A, Seitz C, Skolarikos A, Tepeler A et al. EAU Guidelines on urolithiasis. European As-sociation of Urology. Edição 2017. Disponível em: <https://uroweb. org/wp-content/uploads/EAU-Guidelines-on-Urolithiasis_2017_10-05V2.pdf>. Acesso em: 27 mai. 2019.

CAPÍTULO 20

Cálculo urinário na gestante

GABRIELA BERNARDES MACHADO DE JESUS
BRUNO VILALVA MESTRINHO
ROBERTA VERNA LEAL DE OLIVEIRA

É comum o aparecimento de litíase urinária na gravidez?

A incidência de litíase renal na gestante é baixa, com cerca de 1 caso a cada 224 a 2.000 gestações. É raro o aparecimento no primeiro trimestre, com 88% dos casos ocorrendo durante o segundo e terceiro trimestres de gravidez. Prevalece em multíparas e acontece em igual frequência nos 2 rins. Durante a gestação, as substâncias protetoras da formação do cálculo, como citrato, magnésio e glicoproteínas, estão aumentadas na urina, porém os fatores anatômicos e fisiológicos da gestação atrapalham essa proteção. Embora urolitíase seja rara, juntamente com pielonefrite, são as causas mais comum de dor e de admissão hospitalar não obstétrica durante a gravidez. Após a gravidez, toda mulher portadora de litíase urinária deve ser submetida ao estudo metabólico, de preferência após a amamentação.

Por que ocorre a formação de cálculo urinário na gravidez?

A taxa de filtração glomerular da gestante aumenta em 25 a 50%, fazendo com que o fluxo urinário se modifique. O crescimento uterino também causa alterações fisiológicas e anatômicas em todo o trato urinário, comprimindo o ureter, promovendo dilatação da via urinária e migração do cálculo, antes estacionado na papila renal. Progesterona alta e suplementação de vitaminas C e D na gravidez parecem favorecer os cálculos. É interessante observar que, em mulheres já formadoras de cálculo antes da gravidez, essa taxa não aumenta durante a gestação. A composição do cálculo depende da alteração urinária predominante. Cálculos de fosfato de cálcio são cada vez mais vistos em virtude da hipercalciúria e do pH mais alcalino na gravidez.

Quais são os principais sintomas na gestante?

Os sintomas são os mesmos de um indivíduo adulto, sendo comum o aparecimento da cólica renal com dor lombar irradiada para flanco e região genital, acompanhada de náuseas, vômitos, alterações do hábito intestinal, dor para urinar, aumento da frequência urinária e febre. É importante procurar indícios da presença de sangue na urina e persistência de infecção urinária. O aumento do útero e as manifestações próprias da gravidez podem mascarar esses sintomas, sendo difícil o diagnóstico. Por isso, é essencial que haja a participação conjunta do urologista e do obstetra.

Quais são os métodos diagnósticos de imagem para a gestante?

A preocupação da gravidez com os exames de imagem é a exposição do feto à radiação. A tomografia computadorizada possui radiação, devendo ser evitada principalmente no primeiro trimestre de gestação, por ser o período de maior risco de comprometimento do desenvolvimento fetal. Entretanto, no 2º e 3º trimestres de gestação, a TC pode ser realizada com baixas doses de radiação, avaliando-se sempre a relação risco-benefício do exame. Durante a gravidez, permite-se uma taxa de radiação menor que 50 miligray (mGy) para o feto. Uma única TC de abdome total emite 15 mGy, e o protocolo de baixa dose emite apenas 10 mGy, sendo, portanto, um exame seguro para o feto.

A ultrassonografia das vias urinárias e a ressonância magnética não possuem radiação, podendo ser utilizadas na gestação. A ultrassonografia tem sensibilidade de 34% e especificidade de 86%. Não se deve usar o contraste com gadolínio na ressonância na gestante por ser tóxico para o feto; se a decisão for por usar urografia excretora, é preciso realizá-la a partir de 22 semanas de gestação e com 3 exposições sequenciais: chapas simples no tempo zero, em 30 segundos e em 20 minutos. Nesses casos, recomenda-se o preenchimento do termo de consentimento informado. Estudo recente demonstra que até 14% das ureteroscopias são negativas em grávidas com suspeita de litíase ureteral e 15% dos casos seguem para ureteroscopia para definição do diagnóstico. Para diminuir esse procedimento desnecessário, cresce o papel da ressonância magnética com 1,5 Tesla, que define melhor a anatomia urinária (Figura 20.1).

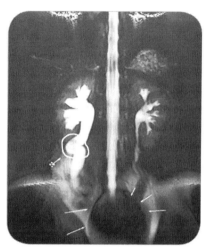
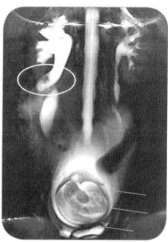

Figura 20.1 Ressonância nuclear em gestante com dobra ureteral e cálculo proximal obstrutivo à direita. Nota-se a cabeça do feto na pelve (setas).

(cortesia do dr. Bruno Vilalva Mestrinho)

Como deve ser interpretado o diagnóstico de litíase urinária na gestação?

Em 65 a 85% dos casos, há, felizmente, a eliminação espontânea do cálculo. Portanto, o segredo é esperar, à semelhança dos casos em crianças. Se o diagnóstico de litíase estiver acompanhado de cólica renal, infecção urinária relacionada ao cálculo, tratamento da dor ineficiente, insuficiência renal por obstrução urinária uni ou bilateral, ocorrer em gestantes com rim único ou apresentar muitas contrações uterinas prematuras, deve ser indicado tratamento imediato intervencionista com o apoio do anestesista e do obstetra. Contudo, se não houver sintoma intenso e ocorrer a estabilização dessas condições ou a não piora da função renal, será necessário somente acompanhamento pré-natal de forma mais frequente.

Quais são os diagnósticos diferenciais de litíase renal na gravidez?

Durante a gravidez, o ureter se dilata e, com o aumento do útero, pode haver obstrução dessa via urinária por compressão, causando sintomas semelhantes à cólica renal. Outros diagnósticos são: apendicite, colecistite, infecção urinária, diverticulite, constipação, coágulos intraureterais, síndrome da veia ovariana, varizes pélvicas, herpes zóster no dorso, afastamento das articulações da bacia no final da gravidez para admissão da cabeça do feto, descolamento prematuro da placenta, dentre outros.

Qual é o tratamento da gestante com cólica renal?

A gestante deve receber o mesmo tratamento que os outros pacientes na dor, ou seja, devem ser utilizadas medidas de suporte, como analgésicos, antieméticos e hidratação, sendo contraindicados os medicamentos de expulsão do cálculo, como alfabloqueador e nifedipina. O fenômeno da dor na gestante é menor comparado ao da não gestante, e a chance de eliminação espontânea do cálculo é maior em razão da maior complacência da via urinária e da maior taxa de filtração glomerular.

Quais são as medicações utilizadas no tratamento da cólica renal na gestante?

A Food and Drug Administration (FDA), órgão estadunidense responsável pelo controle de alimentos e medicamentos, sugere o uso de medicações com baixo e improvável risco teratogênico para as gestantes. Teratogenia significa causar danos ao feto. Os analgésicos de escolha, como paracetamol e dipirona, têm baixo e improvável risco, respectivamente. Os antieméticos com baixo risco teratogênico são metoclopramida, difenidramina e ondansetrona. Da classe dos opioides, o oxicodona tem baixo risco, enquanto tramadol, codeína e morfina não tiveram o seu risco descartado. Não se preconiza usar anti-inflamatórios não esteroidais, como diclofenaco ou meloxicam, pelo risco de fechamento precoce do ducto arterioso. A FDA categoriza as drogas analgésicas mais usadas em função do risco para a mãe e para o feto, como mostra o Tabela 20.1.

Tabela 20.1 Classificação das drogas analgésicas segundo a Food and Drug Administration (FDA).

A Medicação testada e segura na gravidez

B Medicação não causa defeitos no feto ou outros problemas sérios

C Medicação causa problemas sérios na mãe e no feto. Os estudos de segurança ainda não foram finalizados para definir uma recomendação segura

D Risco claro e evidente para o feto

X Causa comprovadamente defeito no feto

A Tabela 20.2 lista as medicações mais usadas na gravidez e suas respectivas categorias segundo a FDA.

Tabela 20.2 Medicações mais usadas na gravidez e suas categorias segundo a Food and Drug Administration (FDA).

Medicações	Categoria
Dipirona	C
Acetaminofeno	B
Ibuprofeno	B
Naproxeno	B
Codeína	C
Oxicodona	B
Hidrocodona	C
Meperidina	B
Morfina	B
Corticoide	B
Tramadol	C

Quais são as preocupações no tratamento e os riscos obstétricos?

Durante a gravidez, mais de 65% dos cálculos são eliminados espontaneamente. A gestante deve fazer repouso no leito em posição contrária ao lado afetado. Se o tempo de gestação for menor que 20 semanas, é preferível adiar a cirurgia até o segundo trimestre, se possível, sendo que no primeiro trimestre a grande preocupação é o risco teratogênico e abortamento, e no terceiro trimestre há risco de parto prematuro. A cólica renal, suas complicações e a tática anestésica aumentam o risco de parto prematuro e a necessidade de parto cesáreo. Por exemplo, os agentes anestésicos inalatórios (óxido nitroso, halotano e ciclopropano) são lipossolúveis e atravessam a barreira placentária em modelos animais, com teratogenicidade significante.

As complicações podem estar relacionadas à demora no diagnóstico e à falta de tratamento adequado, resultando em casos graves com difícil manejo clínico. A obstrução urinária não tratada pode evoluir para pré-eclâmpsia, hipertensão isolada, infecção renal grave, abscesso renal e perirrenal, perda renal e sepse, além de risco de parto prematuro, perda fetal e morte materna.

Como é o tratamento cirúrgico na gestante?

A cirurgia é necessária quando a cólica renal se associa a complicações como obstrução urinária, infecção e dor intratável e recorrente. Os tipos de cirurgia mais comuns são baseados no tratamento da obstrução de urina causada pelo cálculo impactado, com a cobertura antibiótica com cefalosporina.

Para obter o sucesso esperado, pode ser feita a simples colocação do cateter duplo J para drenar a urina, com troca em 6 a 8 semanas durante a gravidez para evitar incrustação precoce, com resolução definitiva do cálculo obstrutivo na troca do duplo J ou após o termo. A colocação ou troca do duplo J apresenta 10% de chance de suscitar o trabalho de parto prematuro em até 24 horas do procedimento, portanto deve ser acompanhada pelo serviço de anestesia, obstetrícia e neonatologia, com consentimento da gestante. Os batimentos cardíacos do feto devem se monitorizados antes, durante e depois do procedimento e anotados na ficha anestésica.

A alternativa ao uso do duplo J é a nefrostomia percutânea guiada por ultrassonografia, utilizada quando há dificuldade na progressão de passagem retrógrada do cateter duplo J. A ureterolitotripsia tem se tornado cada vez mais uma cirurgia segura e eficaz, podendo ser realizada sem radioscopia. A melhor fonte de energia utilizada para fragmentar a pedra é o *laser* e a segunda, o litotridor pneumático balístico. Não se utiliza o ultrassom como fonte de energia porque pode promover perda auditiva no feto. A litotripsia extracorpórea por ondas de choque (LECO) está contraindicada na gestante pelo trauma direto no corpo do feto, bem como pelo risco de abortamento e descolamento da placenta.

A cirurgia renal percutânea tem sido relatada poucas vezes na gravidez, em posição prona, principalmente no primeiro trimestre, quando o implante de duplo J retrógrado falha e o acesso percutâneo renal para confecção da nefrostomia for fácil, com cálculo de pequena dimensão.

De acordo com as recomendações da Sociedade Brasileira de Urologia em 2006, chancelada pela Associação Médica Brasileira e pelo Conselho Federal de Medicina, o fluxograma da Figura 20.2 pode ser seguido sem prejuízo para o binômio mãe-feto.

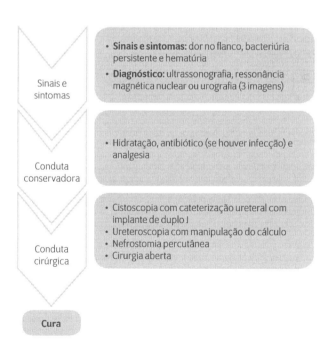

Figura 20.2 Fluxograma de tratamento de litíase urinária na gravidez.

BIBLIOGRAFIA

1. Baptistussi MD, Casseb G, Andrade MF. Litíase urinária: tratamento cirúrgico. In: Rocha FET, Abrantes AS, Tomé ALF (eds). Manual de urologia de consultório. São Paulo: Planmark, 2018.

2. Brushini H, Truzzi JC, Srougi M. Distúrbios urológicos na gravidez. Barueri: Manole, 2006. p.135-43.

3. Danilovic A, Claro JFA. Excelência e alta complexidade em urologia. 1.ed. São Paulo: Edição do autor, 2015.

4. Fregonesi A, Dias FGF, Saade RD, Dechaalani V, Reis LO. Challenges on percutaneous nephrolithotomy in pregnancy: supine position approach through ultrasound guidance. Urol Ann 2013; 5(3):197-9.

5. Heilberg IP, Schor N. Cálculo renal: investigação e terapêutica. 1.ed. Piracicaba: Balieiro, 2016.

6. Korkes F, Rauen EC, Heilberg IP. Litíase urinária e gestação. J Bras Nefrol 2014; 36(3):389-95.

7. Sociedade Brasileira de Urologia. Terapia minimamente invasiva. Cálculo renal na gestante. Recomendações da Sociedade Brasileira de Urologia, 2012. Disponível em: <http://sbu.org.br/pdf/recomendacoes/livro_terapia_minimamente_invasiva.pdf>. Acesso em: 25 mai. 2019.

8. Sociedade Brasileira de Urologia. Ureteroscopia. Projeto Diretrizes. Disponível em: <https://diretrizes.amb.org.br/_BibliotecaAntiga/ureteroscopia.pdf>. Acesso em: 25 mai. 2019.

9. Türk C, Neisius A, Petrik A, Seitz C, Skolarikos A, Tepeler A et al. EAU Guidelines on urolithiasis. European Association of Urology. Edição 2017. Disponível em: <https://uroweb.org/wp-content/uploads/EAU-Guidelines-on-Urolithiasis_2017_10-05V2.pdf>. Acesso em: 27 mai. 2019.

CAPÍTULO 21

Cálculo urinário nos obesos

ISAC CÉSAR ROLDÃO LEITE
REBECA MARQUES MARGOTO
CLÁUDIA ROLDÃO LEITE
BRUNO VILALVA MESTRINHO

Obesidade aumenta a chance de ter cálculos renais?

De acordo com uma série de estudos realizados por médicos norte-americanos, a obesidade, a circunferência abdominal aumentada e o ganho de peso aumentam consideravelmente o risco de desenvolvimento de cálculos renais. Esse risco é maior nas mulheres de meia-idade. Outra situação adversa é a dificuldade na realização da tomografia no paciente obeso, pois o limite de peso para o exame é de 150 kg, dificultando o diagnóstico da doença calculosa. Em pacientes com índice de massa corporal (IMC) maior ou igual a 30 kg/m^2, não se pode usar o protocolo de baixa radiação na execução de tomografias seriadas porque não se visualiza bem as estruturas abdominais.

No Brasil, em 2015, além das indicações clássicas, houve uma ampliação na indicação de cirurgia bariátrica em relação às comorbidades nos pacientes com IMC entre 35 e 40 kg/m^2. No que tange às patologias urológicas, infertilidade masculina, disfunção erétil e incontinência urinária de esforço na mulher foram incluídas nessa ampliação, assim como a litíase biliar. Entretanto, a litíase urinária não foi contemplada, apesar de ser muito frequente e recorrente nesses pacientes. É esperado um aumento futuro de cálculo renal em obesos, ex-obesos e pacientes pós-cirurgia bariátrica que não forem seguidos clinicamente.

Por que os obesos têm maior chance de formar cálculo?

A síndrome metabólica, muito frequente em obesos, promove o aumento de ácido úrico na excreção urinária, reduz os níveis de citrato na urina e causa maior acidez urinária. Por esses motivos, há uma maior chance de formação de cálculos de ácido úrico. Entre os pacientes obesos que são submetidos à cirurgia bariátrica, um outro fator de risco pode surgir: a hiperoxalúria entérica. Trata-se de uma maior absorção intestinal de oxalato que, em última análise, aumenta a deposição de cálculo na placa de Randall, sede da doença calculosa na papila renal.

Os obesos apresentam resistência à insulina e geralmente têm dieta rica em ácidos graxos. A gordura adere ao cálcio, liberando o oxalato na luz intestinal colônica para ser absorvido. Isso promove também hiperoxalúria. Além disso, a síndrome metabólica promove o aumento de ácido úrico, fósforo e oxalato de cálcio na excreção urinária. Há uma pobre absorção de sais biliares nos obesos, aumentado a permeabilidade colônica ao oxalato. Outro fator é a procura dos obesos por dietas milagrosas à base de diuréticos, hormônios tireoidianos e laxantes, causando estado permanente de desidratação.

Existe relação entre a incidência de cálculo urinário e os pacientes submetidos à cirurgia bariátrica?

Há 30 milhões de obesos no Brasil, e o número de cirurgias bariátricas tem aumentado exponencialmente. As técnicas cirúrgicas podem ser classificadas como restritivas (diminuem a quantidade de alimentos que o estômago comporta), disabsortivas (reduzem a capacidade de absorção do intestino) ou mista (alia restrição e má absorção de alimentos). Dentre as técnicas aprovadas no Brasil, 75% das operações são o *bypass* gástrico com desvio intestinal em Y de Roux. É um procedimento seguro, porém com complicações a longo prazo, como osteopenia, osteomalácia, anemia, deficiência de minerais e vitaminas D e B12, colelitíase e nefrolitíase. O seguimento pós-operatório deve ser realizado com cirurgiões bariátricos, endocrinologistas, nutricionistas, educadores físicos, psicólogos e psiquiatras para se obter sucesso terapêutico.

Nefrolitíase acontece em até 7,6% dos obesos pós-cirúrgicos, um risco 2 vezes maior do que nos obesos não operados. A cirurgia bariátrica tipo *bypass* predispõe a volume urinário reduzido, hipocitratúria e hiperoxalúria por hiperabsorção intestinal. Pode haver uma diminuição da ingestão de líquido por conta da restrição gástrica cirúrgica. As diretrizes da Sociedade Brasileira de Cirurgia Bariátrica e Metabólica já sugerem medidas para prevenção dos distúrbios urinários, tais como ingestão de líquidos durante o dia e a noite em pequenas quantidades, suplementação de cálcio e restrição de gordura e de alimentos ricos em oxalato. Uma boa estratégia é encaminhar o paciente para a nefrologia e a urologia no pré ou no pós-operatório, quando se detecta o cálculo urinário. É cada vez mais comum encontrar pacientes obesos e ex-obesos, operados ou não, com crise renal nos pronto-socorros do Brasil.

A obesidade influencia o tipo de tratamento a ser usado para a fragmentação do cálculo?

Os métodos utilizados dependem do índice de massa corpórea (IMC) do paciente. O IMC é calculado dividindo o peso pela altura ao quadrado. A Tabela 21.1 lista a classificação do IMC segundo a Organização Mundial de Saúde (OMS).

Tabela 21.1 Classificação do IMC segundo a Organização Mundial de Saúde (OMS).

IMC (kg/m²)	Classificação
< 18,5	Abaixo do peso
18,6 a 24,9	Peso ideal
25 a 29,9	Levemente acima do peso
30 a 34,9	Obesidade grau I
35 a 39,9	Obesidade grau II (severa)
> 40	Obesidade grau III (mórbida)

O IMC elevado e a distância entre a pele do paciente e o cálculo dentro do rim são fatores a serem considerados antes do procedimento cirúrgico. Se essa distância for maior que 10 cm, em casos de cálculos entre 1 e 2 cm, os resultados obtidos após procedimentos como a litotripsia extracorpórea por ondas de choque (LECO) serão inferiores. Na cirurgia renal percutânea, a equipe deve ser experiente e os instrumentos devem ser longos e resistentes para acessar a pelve renal. O ideal é fixar a bainha de Amplatz na pele para evitar sua invaginação e fazer uma fenda na parte externa da bainha para favorecer maior mobilização do nefroscópio.

Se o cálculo for menor que 2 cm e localizado no rim, a ureteroscopia flexível é a abordagem mais segura e eficaz para a quebra de cálculos, pois ela vai até o rim, passando pela bexiga e ureteres, com uma câmera móvel guiada pelo cirurgião, facilitando a identificação e a quebra dos cálculos. A recomendação mais recente da European Association of Urology (EAU) é de que a cirurgia renal retrógrada (RIRS ou ureterorrenolitotripsia) é a preferida para cálculos, independentemente do tamanho, em obesos severos e mórbidos (obesidade grau II e III) em razão das taxas de insucesso da LECO e das complicações nefastas da cirurgia percutânea. Em cálculos grandes no ureter médio e proximal, a cirurgia laparoscópica/robótica é uma alternativa excelente, porque se libera facilmente o ureter da gordura retroperitoneal do obeso severo, em caso de insucesso do método endoscópico retrógrado.

As complicações da ureterorrenolitotripsia são as mesmas em pacientes obesos e não obesos?

O resultado da cirurgia é bem semelhante nos pacientes não obesos e obesos com IMC maior ou igual a 30 kg/m^2 que passam por ureteroscopia flexível em cálculo de ureter proximal, assim como suas complicações. Em cálculos menores que 2 cm, com abordagem renal retrógrada em obesos com IMC maior que 30 kg/m^2, a taxa livre de cálculo é de 91% e as complicações, de 9,5%. O paciente obeso demanda o ureter mais calibroso e a gordura periureteral mantém a ascensão do aparelho ureteroscópio mais firme e com menos chance de perfuração.

Nos casos de tratamento eletivo, recomenda-se medida radical para perda de peso antes do procedimento, associando alimentação equilibrada, psicoterapia, exercícios físicos e medicação emagrecedora. Insistir nisso faz diferença no resultado final e o paciente obeso é o maior interessado. Sempre é bom lembrar das peculiaridades e das complicações anestesiológicas graves do obeso: uso de dispositivos especiais para anestesia, esmagamento de nervos dos membros superiores e inferiores, rabdomiólise, maior taxa de infecção e tromboembolismo pulmonar.

A nefrolitotripsia percutânea (NLPC) pode ser utilizada?

Sim. Ela pode seguramente ser utilizada, porém sofrerá algumas alterações relevantes no paciente obeso, como: tempo maior de operação, taxa de retirada de cálculo menor e maior chance da necessidade de novo tratamento, inclusive com múltiplas punções, além do uso de material mais longo e resistente. Não há diferença no tempo de internação e na taxa de transfusão sanguínea.

A posição do paciente na mesa cirúrgica influencia o resultado da operação?

Os resultados são parecidos entre os pacientes que fizeram a NLPC nas 2 posições: supina ou decúbito dorsal (face voltada para cima) e prona ou decúbito ventral (face voltada para a mesa cirúrgica). Apesar da pouca diferença, foi observado que, na supinação, o paciente terá menor tempo de operação e de internação, mas as taxas de complicações e "livre de cálculos" permanecem as mesmas. Quanto à anestesia, na posição prona o obeso pode ter desconforto ventilatório, que pode ser de difícil resolução pela posição antiquada. A escolha da posição depende unicamente da experiência do cirurgião e do anestesista e do material disponível.

Bibliografia

1. Abate N, Chandalia M, Cabo-Chan AV Jr, Moe OW, Sakhaee K. The metabolic syndrome and uric acid nephro-lithiasis: novel features of renal manifestation of insulin resistance. Kidney Int 2004; 65:386-92.

2. Andreoni C, Afane J, Olweny E, Clayman RV. Flexible ureteroscopic lithotripsy: first-line therapy for proximal ureteral and renal calculi in the morbidly obese and superobese patient. J Endourol 2001; 15(5):493-8.

3. Assimos D, Krambeck A, Miller NL, Monga M, Murad MH, Nelson CP et al. Surgical management of stones: American Urological Association/Endourological Guideline. J Urol 2016; 196(4):1153-60.

4. Coe FL, Parks JH, Asplin JR. The pathogenesis and treatment of kidney stones. N Engl J Med 1992; 327:1141-52.

5. Danilovic A, Claro JFA. Excelência e alta complexidade em urologia. 1.ed. São Paulo: Edição do autor, 2015.

6. Lemann J Jr, Pleuss JA, Worcester EM, Hornick L, Schrab D, Hoffmann RG. Urinary oxalate excretion increases with body size and decreases with increasing dietary calcium intake among healthy adults. Kidney Int 1996; 49(1):200-8.

7. Lopes CMM, Galvão CM. Posicionamento cirúrgico: evidências para o cuidado de enfermagem. Rev Latin Am Enfermagem 2010; 18(2).

8. Maalouf NM, Sakhaee K, Parks JH, Coe FL, Adams-Huet B, Pak CY. Association of urinary pH with body weight in nephrolithiasis. Kidney Int 2004; 65:1422-5.

9. Mazili PML, Neto EV, Manzano JP, Ortiz V. Cirurgia bariátrica e litíase, fato ou ficção. Disciplina de Urologia – UNIFESP-EPM. Sinopse de Urologia. Março, 2008. [Link da internet indisponível].

10. Mazzucchi E, Vicentini FC, Marchini GS, Danilovic A, Brito AH, Srougi M. Percutaneous nephrolithotomy in obese patients: comparison between the prone and total supine position. J Endourol 2012; 26(11):1437-42.

11. McDougal WS, Wein AJ, Kavoussi LR, Partin AW, Peters CA. Campbell-Walsh urology. 11.ed. Philadelphia: Elsevier, 2015.

12. Pareek G, Armenkas NA, Panagopoulos G, Bruno JJ, Fracchia JA. Extracorporal shock wave lithotripsy sucess based on body mass index and Hounsfield units. Urology 2005; 65:33-6.

13. Powell CR, Stoller ML, Schwartz BF, Kane C, Gentle DL, Bruce JE et al. Impact of body weight on urinary elec-trolytes in urinary stone formers. Urology 2000; 55(6):825-30.

14. Schor N, Heilberg IP. Litíase renal – Manual prático. Uso diário ambulatorial e hospitalar. Piracicaba: Balieiro, 2015.

15. Sociedade Brasileira de Urologia. Terapia minimamente invasiva: litíase urinária em situações especiais. Recomendações da Sociedade Brasileira de Urologia, 2012. Disponível em: <http://sbu.org.br/pdf/recomendacoes/livro_terapia_minimamente_invasiva.pdf>. Acesso em: 25 mai. 2019.

16. Tanagho EA, McAninch JW. Urologia geral de Smith. 16.ed. Barueri: Manole, 2007.

17. Taylor EN, Stampfer MJ, Curhan GC. Obesity, weight gain, and the risk of kidney stones. JAMA 2005; 293(4):455-62.

CAPÍTULO 22

Cálculo urinário no portador de lesão medular

ISAC CÉSAR ROLDÃO LEITE
REBECA MARQUES MARGOTO
BRUNO VILALVA MESTRINHO

O que é medula espinhal e quais as lesões mais comuns na medula?

A medula espinhal é uma continuação do sistema nervoso central (cérebro) e é protegida pela coluna vertebral. Ela é responsável por conduzir todos os estímulos elétricos que ligam cada órgão ao cérebro e retornar na forma de estímulos sensoriais, motores e autonômicos (simpáticos e parassimpáticos). No Brasil, as principais causas de lesões na medula são os traumatismos, os mais frequentes sendo causados por acidentes automobilísticos, armas de fogo, quedas e acidentes ao praticar esportes, como mergulho em águas rasas. As lesões medulares acontecem em torno de 15 a 20% das fraturas da coluna vertebral. Também são relativamente comuns as malformações com disrafismos, compressões por tumores, processos infecciosos, hérnias discais e iatrogenias cirúrgicas.

Pacientes com lesão medular desenvolvem mais cálculos?

O risco desses pacientes de desenvolver a litíase urinária é maior do que na população em geral. Apesar dos avanços nos cuidados com o paciente com lesão medular nos últimos anos, a incidência de 7% em 10 anos da doença calculosa ainda continua mantida. A formação do primeiro cálculo renal acontece geralmente nos primeiros 6 meses após a lesão medular. Esses pacientes também têm maior chance de desenvolver cálculos vesicais, hidronefrose (Figura 22.1), pionefrose, divertículos vesicais, fístulas urinárias e refluxo vesicoureteral. Recomenda-se ativamente a reabilitação nesses pacientes, que deve ser realizada por urologistas, ortopedistas, proctologistas, neurologistas, enfermeiros, psicólogos e fisioterapeutas, formando a equipe do paciente com lesão medular. Outro contexto sempre esquecido é a menor oferta de líquido oferecida para o lesado medular (em decorrência do acesso difícil e do distúrbio da deglutição), inclusive piorado pelo boicote do cuidador, a fim de promover menos troca de fraldas e de outros dispositivos urinários.

No caso de doentes imobilizados, a infecção por bactérias produtoras de urease (p.ex., *Proteus mirabilis*) leva ao aumento do pH da urina e do nível de saturação de fosfato, cálcio e amônio-magnésio, facilitando a litíase. Existe um sequestro de cálcio dos ossos pouco exigidos, o que pode aumentar sobremaneira os fatores litogênicos.

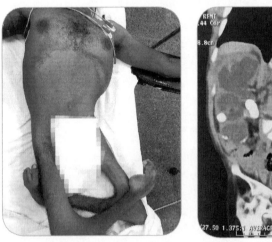
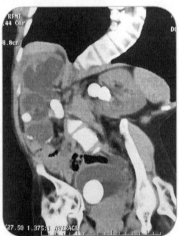

Figura 22.1 Múltiplos cálculos em paciente com deformidade esquelética pós-lesão medular torácica.

(cortesia do dr. Marcus Vinicius Osório Maroccolo)

Por que esses pacientes têm maiores chances de formar cálculos?

O paciente com lesão medular pode sofrer uma contínua desmineralização óssea dos membros inferiores e superiores (osteopenia e osteoporose), levando a um excesso de cálcio eliminado nos rins e elevando o risco da formação de pedras. A partir do período de 2 semanas até os 6 meses iniciais da lesão medular (choque medular), os maiores influenciadores para a formação de cálculos são a recorrência de infecções do trato urinário e o quadro clínico instalado de bexiga neurogênica. Esse quadro representa o mau funcionamento da função vesical, com dificuldade na capacidade de armazenamento/esvaziamento e perda da sincronia fina entre a contração do músculo da bexiga e a abertura do colo vesical e da uretra. Essa situação promove, então, perda involuntária de urina, repleção urinária ou padrão misto, a depender do nível da lesão e da gravidade. Lesão alta representa incontinência e lesão baixa, retenção urinária. Nos casos de retenção urinária, há pressão alta da via urinária como um todo e perda da função renal.

Nesses casos, o método mais utilizado para esvaziamento vesical é o cateterismo intermitente limpo (CIL), ou seja, a introdução de uma sonda fina de 12 Fr (4 mm) de diâmetro até a bexiga, de 2 a 6 vezes por dia. Quando realizado pelo próprio paciente, denomina-se autocateterismo; quando o paciente não tem habilidade no manuseio ou é tetraplégico, o cateterismo é executado pelo cuidador. Para prevenção de complicações urológicas, preconiza-se a ida ao urologista pelo menos uma vez ao ano, com solicitação de exames de sangue, urina com cultura, imagem e exame urodinâmico completo para avaliar o perfil da bexiga, se incontinente, retencionista ou misto.

Quais são os fatores de risco para litíase vesical nesses pacientes?

A prevalência da formação de cálculos nos pacientes com lesão medular varia de 8 a 30%, sendo influenciada pela qualidade do tratamento inicial e de sua manutenção. Nas lesões medulares completas, ou seja, secção total de uma região da medula espinhal, os maiores fatores de risco são o sexo masculino, as reconstruções urinárias (neobexiga e condutos urinários ileais) e as infecções urinárias por passagem de sondas vesicais. A recorrência da doença calculosa é de 34% em 5 anos nos pacientes com lesão medular. A simples presença da sonda promove a formação de cálculo na bexiga em 25% dos pacientes em 5 anos, por se tratar de corpo estranho. Outra situação complexa é a ausência do fenômeno da dor nesses pacientes, sendo o achado de cálculo ou do mau funcionamento do sistema urinário descobertos de forma incidental, como por meio de um simples exame de urina ou por imagem. Por isso, a palavra de ordem é prevenção.

Como tratar esses cálculos da bexiga?

A litotripsia extracorpórea (LECO) na bexiga pode ser utilizada para o tratamento dos cálculos menores em pacientes com lesão medular. Quando são grandes, acima de 4 cm, os cálculos são fragmentados por cistoscopia com o uso do *laser*, com risco pequeno de complicações graves ou disautonomia, que significa desarranjo grave do sistema nervoso autonômico, principalmente pela descarga vagal ou parassimpática, principalmente em tetraplégicos, quando da sua manipulação.

Já em casos de cálculos maiores, de 8 a 10 cm, podem ser utilizados tratamentos por via percutânea ou por cistolitotomia aberta, sendo necessário analisar cada caso individualmente. A cirurgia aberta pode ter como complicação a deiscência da bexiga ou da aponeurose dos músculos abdominais em um sistema já cronicamente contaminado, favorecendo a formação de fístulas (vazamentos urinários) pela pele (Figura 22.2), complicação de difícil tratamento.

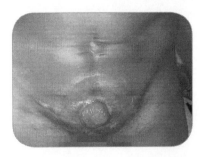

Figura 22.2 Fístula neobexiga-cutânea em paciente com lesão medular pós-cistolitotomia aberta.

(cortesia do dr. Bruno Vilalva Mestrinho)

Outros tratamentos cirúrgicos são eficazes no trato urinário superior?

A nefrolitotripsia percutânea (NLPC) em pacientes com lesão medular é eficaz, apesar de maiores complicações. Apresenta maiores taxas de febre (48%) e de transfusão (6%). Para os cálculos renais grandes, maiores que 1,5 cm, é a mais indicada, assim como para pacientes com deficiência de drenagem nos sistemas coletores infectados. Pode-se utilizar também a ureterorrenolitotripsia retrógrada nos cálculos renais e ureterais. Para a eliminação completa dos cálculos, como nos casos de cálculos coraliformes ou cálculos grandes em ureter, a cirurgia aberta ou a laparoscopia/robótica podem ser bem empregadas. Outra possibilidade cirúrgica é a nefrectomia por rim excluso e infectado.

Como o paciente com lesão medular deve se preparar antes de ser submetido ao procedimento cirúrgico?

Recomenda-se aos médicos a prescrição de antibióticos profiláticos por 7 dias antes do procedimento cirúrgico e a manutenção destes após a eliminação completa desse cálculo de infecção, podendo durar até 6 meses. Nos cálculos infecciosos, a recidiva costuma ser precoce. Os urologistas devem solicitar também risco cirúrgico ao cardiologista e ao anestesista, a fim de garantir uma ótima assistência perioperatória. No dia do procedimento, após assinatura do termo de consentimento, o paciente deve chegar com unhas cortadas, ampola retal vazia, ausência de infecção de pele ou escaras e com roupas leves, para evitar o fenômeno de disautonomia reflexa. Esse fenômeno pode também ocorrer durante aplicação de LECO. Em casos não cirúrgicos, tratamento medicamentoso e dietético é instituído.

Bibliografia

1. Biering-Sørensen F, Bohr HH, Schaadt OP. Longitudinal study of bone mineral content in the lumbar spine, the forearm and the lower extremities after spinal cord injury. Eur J Clin Invest 1990; 20:330-5.
2. Chen Y, DeVivo MJ, Stover SL, Lloyd LK. Recurrent kidney stone: a 25-year follow-up study in persons with spinal cord injury. Urology 2002; 60:228-32.
3. Danilovic A, Claro JFA. Excelência e alta complexidade em urologia. 1.ed. São Paulo: Edição do autor, 2015.
4. DeVivo MJ, Fine PR, Cutter GR, Maetz HM. The risk of bladder calculi in patients with spinal cord injuries. Arch Intern Med 1985; 145:428-30.
5. Hansen RB, Biering-Sørensen F, Kristensen JK. Urinary calculi following traumatic spinal cord injury. Scand J Urol Nephrol 2007; 41:115-9.
6. Kilciler M, Sümer F, Bedir S, Ozgök Y, Erduran D. Extracorporeal shock wave lithotripsy treatment in paraplegic patients with bladder stones. Int J Urol 2002; 9:632-4.
7. Machado ABM. Neuroanatomia funcional. 2.ed. São Paulo: Atheneu, 1998.

8. McDougal WS, Wein AJ, Kavoussi LR, Partin AW, Peters CA. Campbell-Walsh urology. 11.ed. Philadelphia: Elsevier, 2015.

9. Moore KL, Dalley AF. Anatomia orientada para a clínica. 6.ed. Rio de Janeiro: Guanabara Koogan, 2011.

10. Netter FH. Atlas de anatomia humana. 4.ed. Rio de Janeiro: Elsevier, 2008.

11. Ost MC, Lee BR. Urolithiasis in patients with spinal cord injuries: risk factors, management and outcomes. Curr Opin Urol 2006; 16:93-9.

12. Shoskes DA, Morey AF. The American Urological Association educational review manual in urology. 3.ed. New York: Castle Connolly Grad Med, 2011.

13. Siroky MB, Oates RD, Babayan RK. Manual de urologia. Diagnóstico e terapia. Cálculos urinários e endourologia. Ribeirão Preto: Novo Conceito, 2008.

14. Sociedade Brasileira de Urologia. Terapia minimamente invasiva: litíase urinária em situações especiais. Recomendações da Sociedade Brasileira de Urologia, 2012. Disponível em: <http://sbu.org.br/pdf/recomendacoes/livro_terapia_minimamente_invasiva.pdf>. Acesso em: 25 mai. 2019.

Cálculo urinário no rim transplantado

ISAC CÉSAR ROLDÃO LEITE
REBECA MARQUES MARGOTO
BRUNO VILALVA MESTRINHO

Quais são os candidatos ao transplante renal?

O Brasil possui 13 milhões de nefropatas com insuficiência renal crônica, ou seja, com perda renal anatômica ou funcional. O transplante renal, a diálise peritoneal, a hemodiálise e, no futuro, o rim artificial fazem parte do trabalho diário do nefrologista. As maiores causas de insuficiência renal crônica são pacientes diabéticos e hipertensos não controlados, infecção urinária de repetição, malformações urinárias, distúrbios metabólicos e obstruções urinárias graves, como a doença calculosa obstrutiva.

Com que frequência costuma acontecer a litíase urinária no transplantado?

O cálculo pode ter sido trazido durante o transplante, mas também pode ter se desenvolvido posteriormente. A prevalência desses cálculos em rins transplantados varia de 0,4 a 1% e a incidência de hospitalização decorrente desses cálculos em rins enxertados é de 104 para cada 100.000 casos. Os fatores de risco predisponentes são hiperparatireoidismo, suturas não absorvíveis, *stents* retidos, cálculos não identificados em rins de doadores e fatores de risco do próprio receptor do rim.

Quais são as causas do cálculo nesse cenário?

No paciente transplantado, em quem foi feita uma ligação entre o ureter do doador e a bexiga do receptor (reimplante vesicoureteral), há um favorecimento de estase urinária, quando a urina fica parada por muito tempo no rim. Há também outras causas, como:

- refluxo (a urina que estava na bexiga retorna ao rim);
- infecções urinárias recorrentes;
- distúrbios metabólicos (mediados pelo hiperparatireoidismo terciário, como acidose tubular renal, supersaturação, hiperfiltração, urina alcalina, hipercalcemia e hipercalciúria);
- uso crônico de imunossupressores (favorecem a formação de cálculo, por exemplo, o uso de ciclosporina favorece hiperuricemia e hiperuricosúria).

Os urologistas deveriam ter visto o cálculo no doador antes do transplante?

Atualmente, alguns centros de transplante renal aceitam rins de doadores falecidos com cálculos já formados, em razão da dificuldade em se conseguir outro órgão (rins limítrofes para doação). O rim de doador vivo com histórico de cálculos renais é menos frequentemente utilizado pelo risco de prejudicar o doador vivo formador de cálculo renal, tornando-o um paciente monorrenal.

Esse cálculo causa dor?

O cálculo não costuma gerar dor, pois, como houve o transplante do órgão, os nervos foram seccionados, condição chamada de denervação do enxerto. Os danos da obstrução urinária do rim transplantado por cálculo podem ter diagnóstico diferencial com rejeição aguda ou crônica do enxerto. Com a presença do cálculo, pode haver perda da função renal, dilatação das cavidades renais e maior facilidade para infecções recorrentes, de forma silenciosa. O cálculo também pode migrar para o ureter, causando obstrução mais grave pelo fato de o transplantado ser um paciente monorrenal.

Como é o tratamento de cálculos renais pequenos menores que 4 milímetros no paciente transplantado?

Independentemente do tamanho, 40 a 60% dos cálculos são eliminados espontaneamente em virtude do ureter curto sem constrição, exceto na área de reimplante do ureter com a bexiga. Cálculos menores que 4 mm exigem apenas observação. Alguns urologistas preferem realizar ureteroscopia retrógrada no momento do transplante ou cirurgia de banco (rim fora do corpo), procedendo à remoção do cálculo com pinça apropriada ou com cistoscópio flexível.

E no caso de cálculos renais entre 5 e 15 milímetros?

A litotripsia extracorpórea (LECO) é a mais recomendada nesses casos, devendo-se realizar o procedimento em decúbito ventral (barriga para baixo) para obter maior eficácia e fugir dos ossos da bacia, já que o enxerto se localiza na fossa ilíaca e em uma situação mais anterior. Após a LECO, deve-se atentar para o risco de hematoma renal e de explosão renal do rim transplantado, por ser mais friável.

E nos cálculos renais maiores que 15 milímetros?

Nesses casos, recomenda-se a nefrolitotripsia percutânea (NLPC). Como o rim esquerdo do doador é implantado na fossa ilíaca direita do receptor, os cálices ficam mais anteriores em relação aos vasos renais. Há uma fibrose na região do enxerto e as alças intestinais ficam atrás do enxerto. Tudo isso será determinante para uma boa punção guiada por ecografia, dilatação do acesso renal e sucesso da cirurgia percutânea. Uma segunda opção é a ureterorrenolitotripsia flexível (URS). Vale lembrar que, nessa situação, a entrada do aparelho no ureter de baixo para cima pode ser difícil, já que foi realizado um reimplante entre o ureter do doador e a bexiga do receptor, alterando profundamente a anatomia. Portanto, nesses casos é indicado empregar outra modalidade de tratamento.

Após esses procedimentos, o rim ficará normal?

O rim sofrerá das mesmas complicações que o rim sadio, porém somadas às complicações do transplante em si. A equipe do transplante irá acompanhar o paciente pelo resto da vida por se tratar de uma situação de risco. A visita ao urologista e ao nefrologista deve ser feita pelo menos uma vez ao ano, com realização de exames de imagem para acompanhar a viabilidade do enxerto.

BIBLIOGRAFIA

1. Challacombe B, Dasgupta P, Tiptaft R, Glass J, Koffman G, Goldsmith D et al. Multimodal management of urolithiasis in renal transplantation. BJU Int 2005; 96:385-9.

2. Crook TJ, Keoghane SR. Renal transplant lithiasis: rare but time-consuming. BJU Int 2005; 95:931-3.

3. Danilovic A, Claro JFA. Excelência e alta complexidade em urologia. 1.ed. São Paulo: Edição do autor, 2015.

4. Davis CL, Delmonico FL. Living-donor kidney transplantation: a review of the current practices for the live donor. J Am Soc Nephrol 2005; 16:2098-110.

5. Ennis J, Kocherginsky M, Schumm LP, Worcester E, Coe FL, Josephson MA. Trends in kidney donation among kidney stone formers: a survey of US trans-plant centers. Am J Nephrol 2009; 30:12-8.

6. Klingler HC, Kramer G, Lodde M, Marberger M. Urolithiasis in allograft kidneys. Urology 2002; 59:344-8.

7. Krambeck AE, Leroy AJ, Patterson DE, Gettman MT. Percutaneous nephrolithotomy success in the transplant kidney. J Urol 2008; 180:2545-9.

8. Rashid MG, Konnak JW, Wolf JS Jr, Punch JD, Magee JC, Arenas JD et al. Ex vivo ureteroscopic treatment of calculi in donor kidneys at renal transplantation. J Urol 2004; 171:58-60.

9. Rifaioglu MM, Berger AD, Pengune W, Stoller ML. Percutaneous management of stones in transplanted kidneys. Urology 2008; 72:508-12.

10. Schade GR, Wolf JS, Faerber GJ. Ex-vivo ureteroscopy at the time of live donor nephrectomy. J Endourol 2011; 25:1405-9.

11. Sociedade Brasileira de Urologia. Terapia minimamente invasiva: litíase urinária em situações especiais. Recomendações da Sociedade Brasileira de Urologia, 2012. Disponível em: <http://sbu.org.br/pdf/recomendacoes/livro_terapia_minimamente_invasiva.pdf>. Acesso em: 25 mai. 2019.

12. Stravodimos KG, Adamis S, Tyritzis S, Georgios Z, Constantinides CA. Renal transplant lithiasis: analysis of our series and review of the literature. J Endourol 2012; 26:38-44.

13. Wyatt J, Kolettis PN, Burns JR. Treatment outcomes for percutaneous nephrolithotomy in renal allografts. J Endourol 2009; 23:1821-4.

CAPÍTULO 24

Cálculo urinário no paciente com malformação urinária

ISAC CÉSAR ROLDÃO LEITE
REBECA MARQUES MARGOTO
BRUNO VILALVA MESTRINHO

RIM PÉLVICO

O que é um rim pélvico?

Os rins se posicionam na região posterior do abdome, no retroperitônio. Situam-se na região lombar, ficando entre as cristas ilíacas e o plano das vértebras lombares L2-L3. A ectopia renal é uma malformação congênita referente à migração do rim no período embrionário, que acontece em 1:500 a 1:1200 nascimentos e aparece na mesma proporção em homens e mulheres. No caso do rim pélvico, um dos tipos de ectopia renal, o rim fica localizado abaixo da bifurcação da artéria aorta ou da cicatriz umbilical. Pode acontecer em um único rim ou nos 2. Ocorre mais no lado esquerdo e o rim se posiciona mais profundamente, junto aos vasos ilíacos e recoberto por alças intestinais.

Qual é o motivo da posição anômala?

O rim pélvico é originado pela falta da migração renal, ainda na vida embrionária, da bacia até o local onde deveria estar, assim como pela falta da rotação do rim. Uma das causas prováveis é uma anomalia da artéria umbilical que não deixa o órgão mudar de local. O rim pélvico geralmente apresenta uma aparência em forma de disco, com a pelve e o ureter em posição anterior. O ureter é sempre mais curto do que seria em uma pessoa normal e a artéria renal nasce de um ponto mais inferior na aorta ou, ainda, pode ser originada das artérias ilíacas, mesentérica ou sacral média. Tudo isso dificulta a drenagem urinária, a eliminação, o diagnóstico e a abordagem cirúrgica do cálculo urinário.

O rim pélvico altera a vida do paciente?

O rim ectópico pode apresentar infecções e cálculos. Muitas vezes, comprime estruturas que estão próximas a ele, como vasos e nervos, e costuma ser confundido com inflamações de órgãos abdominais (apêndice e ovários) ou com tumores. O órgão em posição anômala aumenta a chance de estenose da junção ureteropélvica (JUP) e da formação de displasias renais multicísticas. Essa displasia representa rins grandes, dismórficos e não funcionantes, porque foram malformados.

Qual procedimento usar em cálculos no rim pélvico?

Caso o cálculo tenha tamanho inferior a 2 cm, a ureterorrenolitotripsia flexível apresenta-se como a melhor opção em razão da sua efetividade e segurança, apesar da implantação alta do ureter e associação com estenose de JUP. A litotripsia extracorpórea (LECO) apresenta taxa de até 50% de pacientes livres de cálculo entre 1 e 2 cm e apresenta melhores resultados com cálculos de menores tamanhos.

A nefrolitotripsia percutânea (NLPC) também se mostra eficaz e segura para o tratamento dos cálculos grandes (> 2 cm). A NLPC deve ser realizada em posição supina e ter seu acesso sempre guiado por ultrassom ou por laparoscopia, visando a minimizar qualquer lesão intestinal ou vascular. Essa abordagem pioneira concomitante de cirurgia renal percutânea e acesso da cavidade por laparoscopia foi realizada pela primeira vez em 1985, por Eshghi.

RIM EM FERRADURA

O que é o rim em ferradura?

Entre 3 e 4% dos nascidos vivos têm alguma anormalidade renal ou ureteral. O rim em ferradura é a anomalia renal de forma e de posição mais frequente.

Trata-se da fusão dos 2 rins, geralmente na parte mais baixa deles, formando um único rim, o que lembra o formato de uma ferradura equina.

Quando os rins estão se deslocando para a fossa renal, ainda na fase embrionária, as artérias umbilicais acabam se cruzando e causando a fusão dos blastemas nefrogênicos, tecido que formará a maior parte do sistema urinário. Se essa fusão for parcial, a criança terá o "rim em ferradura". Se for total, terá o "rim em panqueca". O tecido que conecta os rins se chama istmo e pode ser formado por tecido fibrótico ou por néfrons. O rim não ascende porque o istmo fica retido na artéria mesentérica inferior, ramo inferior da aorta abdominal.

Quais são as consequências desse rim no paciente?

Apesar de não ser unanimidade, as alterações metabólicas costumam ser corriqueiras em pacientes com rim em ferradura, devendo sempre ser investigadas e acompanhadas por uma equipe de saúde composta por urologistas, nefrologistas, pediatras e cirurgiões pediátricos. Em torno de 20 a 60% dos pacientes apresentam cálculo urinário. É uma anomalia geralmente sem sintomas, sendo descoberta incidentalmente em exames de imagens. Entretanto, em alguns casos, pode apresentar alterações como hidronefrose (dilatação da pelve e dos cálices renais), maior propensão a infecções e cálculos renais. A maioria dos cálculos renais localiza-se no polo inferior. Semiologicamente, na execução do exame físico, quando se suspeita do rim em ferradura, procura-se o sinal de Rovsing, caracterizado por dor abdominal, náuseas e vômitos, quando da hiperextensão da coluna vertebral. A coluna esbarra no istmo, simulando cólica renal.

Como escolher o melhor tratamento da pedra no rim em ferradura?

O tratamento depende do tamanho dos cálculos, de sua localização, da anatomia específica do rim em ferradura e de outras doenças que o paciente possa ter. Aconselha-se realizar tomografia do abdome com contraste para oferecer ao médico boa parte dessas informações e garantir a melhor escolha do método a ser utilizado. Por ser um tratamento individualizado para cada paciente, a indicação do método cabe ao urologista.

A litotripsia extracorpórea (LECO) e a litotripsia através da ureterorrenoscopia com *laser* (RIRS) apresentam resultados satisfatórios, quando os cálculos são menores que 2 cm, dependendo principalmente da localização deles. A LECO apresenta resultados inferiores aos obtidos em pacientes normais em função da maior distância entre a pele do paciente e o cálculo, além de uma drenagem urinária debilitada. A ureterorrenolitotripsia flexível apresenta melhores resultados e segurança para o tratamento de cálculos, chegando a taxas de 88% de pacientes livres dos cálculos após 3 meses, apesar de haver o implante alto do ureter com pelve longa, o que dificulta a navegação endoscópica.

E se o cálculo for maior que 2 cm?

Nesse caso, o paciente deve fazer a cirurgia renal percutânea. O acesso de escolha primária deve ser o polo superior, e o uso do nefroscópio flexível é aconselhado para que o médico possa procurar outros cálculos em todos os cálices, evitando manipulação excessiva. Pode haver o auxílio da laparoscopia/robótica para o acesso percutâneo. O risco de lesão vascular do pedículo renal é menor pela posição mais medial, com complicações variando de 13 a 20%. Existe a possibilidade de cólon retrorrenal e de vasos anômalos com risco de lesão na punção e na dilatação percutânea. O limite para cirurgia por ureterorrenolitotripsia no rim em ferradura pode ser estendido até cálculos de 3,5 cm, em decorrência da dificuldade do acesso percutâneo.

ESTENOSE DA JUNÇÃO URETEROPÉLVICA

O que é a estenose da junção ureteropélvica?

Também conhecida como junção ureteropiélica (JUP), é o local onde a pelve renal se liga ao ureter, abrindo caminho para a drenagem da urina produzida pelos néfrons de forma temporizada. A estenose ou estreitamento da JUP, doença renal pouco conhecida inclusive no meio médico, é a redução da luz entre a pelve renal e o ureter. De acordo com o grau de obstrução, um processo contínuo e crônico, o paciente pode evoluir para perda da função renal, de forma sintomática ou não. Antigamente, a estenose era diagnosticada na infância ou na adolescência após quadro clínico de dor abdominal ou lombar, sangue na urina (hematúria), infecções urinárias ou dor à ingestão maciça de líquido. Atualmente, é detectada logo no período antenatal por meio da ultrassonografia obstétrica, quando realizada.

A incidência da estenose da JUP é aproximadamente de 1 para cada 5.000 nascidos vivos. É mais comum em homens, geralmente na proporção de 2:1. É a maior causa de hidronefrose (40%) na população pediátrica. Acomete mais o lado esquerdo (60% dos casos) e pode acontecer simultaneamente nos 2 rins (10 a 40% dos casos). Uma das características já mencionadas é a manifestação de dor lombar ou abdominal quando há ingestão maciça de líquido, em razão do aumento da pressão intrarrenal, simulando processos patológicos gastroesofágicos.

Quais são as causas da estenose da JUP?

Existem várias linhas de pesquisas que tentam revelar a causa da estenose, mas ainda não há causa completamente elucidada e vários fatores intrínsecos, extrínsecos e secundários podem favorecer o aparecimento da estenose. Como exemplo de causa externa, pode-se citar a presença de vaso anômalo, principalmente artéria piélica ou polar que cruza a JUP e causa pielouretrite traumática de repetição. Nem sempre o vaso é o vilão. Tumores retroperitoneais e aneurisma da aorta abdominal promovem estenose de JUP. Como causa interna ou intrínseca, têm destaque a hipotonia da JUP, inserção alta do ureter e passagem prévia do cálculo urinário. Como fator secundário, há presença crônica do cálculo e a manipulação cirúrgica prévia.

Nos casos de cálculo renal e estenose da JUP, o que fazer?

Atualmente, os urologistas utilizam métodos minimamente invasivos para retirada dos cálculos e para correção do defeito anatômico. A associação de cálculo renal acontece em 20% dos casos de estenose de JUP. Por via laparoscópica ou utilizando robô, os urologistas realizam pielolitotomia (remoção do cálculo na pelve) e pieloplastia de forma simultânea. Em cálculos localizados nos cálices, deve-se realizar nas cavidades, um *flush* de soro através do orifício laparoscópico; ou deve-se navegar com o citoscópio flexível para a apreensão de cálculos escondidos. A pieloplastia é uma cirurgia realizada para excisão da estenose e da pelve renal redundante, nova anastomose entre a pelve reconstruída e o coto ureteral e, por fim, implante do cateter duplo J por 4 a 8 semanas. Esses procedimentos apresentam taxa de sucesso de aproximadamente 80%.

A cirurgia também pode ser realizada por nefrolitotripsia percutânea (NLPC) em uma mesma cirurgia, aproveitando o acesso anterógrado e seccionando a estenose com faca apropriada, com laser ou com balão dilatador. Esse procedimento é denominado endopielotomia. Recomenda-se primeiro retirar o cálculo e depois incisar a estenose para evitar o borramento do contraste ou a extrusão do cálculo para o retroperitônio. Outra abordagem é pela via retrógrada com uso do laser, balão dilatador ou eletrocautério, nos casos de reestenose pós--tratamento clássico.

Quais são os riscos do tratamento cirúrgico?

Por se tratar da via laparoscopia/robótica, que é a abertura e a visualização do abdome para acesso direto aos órgãos desejados por pequenos orifícios, o paciente deve ser submetido à anestesia geral, com seus riscos inerentes. Outras complicações descritas são fístula urinária persistente, coleção de urina ou abscesso no abdome, intolerância ao uso do duplo J, lesões inadvertidas de órgãos adjacentes e reestenoses, com perda renal progressiva.

RIM ÚNICO

Qual é o motivo de se ter um rim único?

Na criança, a maior causa de rim único acontece ainda na gestação, situação conhecida como agenesia renal (não formação do órgão). As causas ainda são indefinidas, mas a falha no desenvolvimento embrionário é a mais comum, acontecendo em 1 a cada 1.000 nascidos. Geralmente, o rim único fica hipertrofiado para compensar a falta do outro, situação denominada rim vicariante. Vicariância acontece na perda de função de qualquer órgão duplo, como olhos, pulmões, testículos ou ovários. Nos adultos, a causa mais comum é a retirada cirúrgica em decorrência de alguma doença ou de traumatismos.

Os pacientes levam a vida normalmente e muitas vezes só descobrem a falta de um segundo rim ao realizar exames de imagem no abdome. Não costumam ter alterações na vida social, sexual e laboral. São chamados de paciente monorrenal direito ou esquerdo. Na verdade, carregamos 6 vezes mais função renal do que o necessário para a manutenção do equilíbrio de líquidos e de sais.

Qual é importância do cálculo urinário em um paciente monorrenal?

Por se tratar de uma só unidade, em caso de obstrução por cálculo urinário o paciente pode evoluir rapidamente para insuficiência renal aguda transitória ou até mesmo definitiva. É uma urgência urológica, assim como o cálculo ureteral bilateral na população geral. Exige-se desobstrução cirúrgica rápida e, às vezes, a necessidade de terapia de substituição renal – diálise peritoneal ou hemodiálise.

O fato isolado de se ter apenas um rim não apresenta maior risco de desenvolver cálculos. Como o paciente só tem um rim, a atividade que deveria ser dividida entre 2 órgãos se concentra apenas em um, situação conhecida como lesão por ultrafiltração. Pelo aumento compensatório natural, o rim único consegue desempenhar totalmente a atividade que o outro faria.

Quais são as técnicas indicadas para o tratamento da nefrolitíase em rim único?

A depender do tamanho do cálculo, adotam-se diferentes estratégias para esse tratamento, visando sempre à preservação e à manutenção da atividade renal. A nefrolitotripsia retrógrada, a litotripsia extracorpórea (LECO) e a nefrolitotripsia percutânea (NLPC) são os procedimentos mais utilizados.

Quando indicar cirurgia retrógrada com ureteroscópio?

Da mesma forma como utilizado em rins íntegros, o paciente monorrenal se beneficia dessa abordagem menos traumática, sendo hoje o caminho mais rápido e seguro para fragmentação do cálculo menor que 2 cm nos rins ou menor que 1 cm no cálice inferior. Já o cálculo ureteral obstrutivo em rim único é a verdadeira urgência urológica, sendo a ureterolitotripsia retrógrada com *laser* a melhor opção. Essa situação grave é semelhante ao cálculo ureteral obstrutivo bilateral ou no paciente transplantado.

E a LECO?

Trata-se de um tratamento ambulatorial e não requer internação nem qualquer tipo de corte. O paciente geralmente não sente dor, mas frequentemente refere um pequeno desconforto por sentir apertos na região onde o aparelho está direcionando as ondas mecânicas vibratórias. Refere também sangramento urinário e eliminação de fragmentos de cálculos.

Para cálculos com tamanho entre 5 e 20 mm em pacientes com rim único, a LECO é ao tratamento mais indicado. Estudos apresentam que 80% dos pacientes com rim único ficam livres dos cálculos em até 3 meses, a depender da dureza e da posição do cálculo. As complicações que acontecem, apesar da baixa frequência, são a obstrução ureteral por rua de cálculos (9%) e a necessidade de se submeter a outros procedimentos auxiliares (13%), como passagem de duplo J e ureteroscopia.

E a nefrolitotripsia percutânea (NLPC)?

É um tratamento cirúrgico minimamente invasivo que consiste na inserção do nefroscópio (cabo metálico que atingirá as pedras) após a criação de um trajeto nas costas do paciente, sob anestesia geral. Apresenta taxa de 96% de quebra das pedras, apesar do risco de perda sanguínea. É o mais indicado nos casos de cálculos com tamanho acima de 20 mm, mesmo em pacientes com rim único.

BIBLIOGRAFIA

CÁLCULO EM RIM PÉLVICO

1. Benz-Bohm G. Anomalies of kidney rotation, position and fusion. In: Fotter R (ed). Pediatric uroradiology. Berlim: Springer, 2001. p.55-60.
2. Chateil JF, Brisse H, Dacher JN. Écographie en urologie pédiatrique. J Radiol 2001; 81:781-800.
3. Desai MR, Jasani A. Percutaneous nephrolithotripsy in ectopic kidneys. J Endourol 2000; 14:289-92.
4. Eshghi AM, Roth JS, Smith AD. Percutaneous transperitoneal approach to a pelvic kidney for endourological removal of staghorn calculus. J Urol 1985; 134:525-7.
5. Goel R, Yadav R, Gupta NP, Aron M. Laparoscopic assisted percutaneous nephrolithotomy (PCNL) in ectopic kidneys: two different techniques. Int Urol Nephrol 2006; 38:75-8.
6. Küpeli B, Isen K, Biri H, Sinik Z, Alkibay T, Karao lan U et al. Extracorporeal shockwave lithotripsy in anomalous kidneys. J Endourol 1999; 13:349-52.
7. Malek RS, Kelalis PP, Burke EC. Ectopic kidney in children and frequency of association with other malformations. Mayo Clin Proc 1971; 46:461.
8. Maranhão CPM, Miranda CMNR, Santos CJJ, Farias LPG, Padilha IG. Anomalias congênitas do trato urinário superior: novas imagens das mesmas doenças. Radiol Bras 2013; 46(1):43-50.
9. Mazzucchi E, Danilovic A, Srougi M, Vicentini F. Técnicas avançadas em endourologia. São Paulo: Edição do autor, 2014.
10. Pope JC, Brock JW, Adams MC, Stephens FD, Ichikawa I. How they begin and how they end: classic and new theories for the development and deterioration of congenital anomalies of the kidney and urinary tract, CAKUT. J Am Soc Nephr 1999; 10(9):2018-28.
11. Sociedade Brasileira de Urologia. Terapia minimamente invasiva: litíase urinária em situações especiais. Recomendações da Sociedade Brasileira de Urologia, 2012.

Disponível em: <http://sbu.org.br/pdf/recomendacoes/livro_terapia_minimamente_invasiva.pdf>. Acesso em: 25 mai. 2019.

12. Stein RJ, Desai MM. Management of urolithiasis in the congenitally abnormal kidney (horseshoe and ectopic). Curr Opin Urol 2007; 17:125-31.

13. Tunc L, Tokgoz H, Tan MO, Küpeli B, Karaoglan U, Bozkirli I. Stones in anomalous kidneys: results of treatment by shock wave lithotripsy in 150 patients. Int J Urol 2004; 11:831-6.

CÁLCULO EM RIM EM FERRADURA

1. Danilovic A, Claro JFA. Excelência e alta complexidade em urologia. 1.ed. São Paulo: Edição do autor, 2015.

2. Fotter R. Pediatric uroradiology. 2.ed. Berlim: Springer-Verlag, 2008.

3. Ghani KR, Rintoul M, Patel U, Anson K. Three-dimensional planning of percutaneous renal stone surgery in a horseshoe kidney using 16-slice CT and volume-rendered movies. J Endourol 2005; 19:461-3.

4. Maranhão CPM, Miranda CMNR, Santos CJJ, Farias LPG, Padilha IG. Anomalias congênitas do trato urinário superior: novas imagens das mesmas doenças. Radiol Bras 2013; 46(1):43-50.

5. Molimard B, Al-Qahtani S, Lakmichi A, Sejiny M, Gil-Diez de Medina S et al. Flexible ureterorenoscopy with holmium laser in horseshoe kidneys. Urology 2010; 76:1334-7.

6. Moore KL, Persaud TVN. Embriologia clínica. 6.ed. Rio de Janeiro: Guanabara Koogan, 2000.

7. Ray AA, Ghiculete D, D'A Honey RJ, Pace KT. Shockwave lithotripsy in patients with horseshoe kidney: determinants of success. J Endourol 2011; 25(3):487-93.

8. Sociedade Brasileira de Urologia. Terapia minimamente invasiva: litíase urinária em situações especiais. Recomendações da Sociedade Brasileira de Urologia, 2012. Disponível em: <http://sbu.org.br/pdf/recomendacoes/livro_terapia_minimamente_invasiva.pdf>. Acesso em: 25 mai. 2019.

9. Stein RJ, Desai MM. Management of urolithiasis in the congenitally abnormal kidney (horseshoe and ectopic). Curr Opin Urol 2007; 17:125-31.

10. Symons SJ, Ramachandran A, Kurien A, Baiysha R, Desai MR. Urolithiasis in the horseshoe kidney: a single-centre experience. BJU Int 2008; 102:1676-80.

11. Türkvatan A, Ölçer T, Cumhur T. Multidetector CT urography of renal fusion anomalies. Diagn Interv Radiol 2009; 15:127-34.

Cálculo e estenose da junção ureteropélvica

1. Agarwal A, Varshney A, Bansal BS. Concomitant percutaneous nephrolithotomy and transperitoneal laparo-scopic pyeloplasty for ureteropelvic junction obstruction complicated by stones. J Endourol 2008; 22:2251-5.

2. Baldwin DD, Dunbar JA, Wells N, McDougall EM. Single-center comparison of laparoscopic pyeloplasty. Acucise endopyelotomy and open pyeloplasty. J Endourol 2003; 17:155-60.

3. Berkman DS, Landman J, Gupta M. Treatment outcomes after endopyelotomy performed with or without simultaneous nephrolithotomy: 10-year experience. J Endourol 2009; 23:1409-13.

4. Cruvinel MT, Bezerra LF Pereira NM, Nery Júnior D. Estenose de junção ureteropélvica associada à pionefrose em paciente com duplicidade pielocalicial. Perspect Med 2007; 18(1):43-6.

5. Danilovic A, Claro JFA. Excelência e alta complexidade em urologia. 1.ed. São Paulo: Edição do autor, 2015.

6. David HS, Lavengood RW Jr. Ureteropelvic junction obstruction in nephrolithiasis. An etiologic factor. Urology 1975; 5:188-90.

7. Dimarco DS, Gettman MT, McGee SM, Chow GK, Leroy AJ, Slezak J et al. Long-term success of antegrade en-dopyelotomy compared with pyeloplasty at a single institution. J Endourol 2006; 20:707-12.

8. Giron AM, Dénes FT, Srougi M. Urologia. Barueri: Manole, 2011.

9. Hanna MK. Antenatal hydronephrosis and ureteropelvic junction obstruction: the case for early intervention. Urology 2000; 55(5):612-5.

10. Liang CC, Cheng PJ, Lin CJ, Chen HW, Chao AS, Chang SD. Outcome of prenatally diagnosed fetal hydronephro-sis. Reprod Med 2002; 47(1):27-32.

11. Murnaghan GF. The dynamics of the renal pelvis and ureter with reference to congenital hydronephrosis. Br J Urol 1958; 30(3):321-9.

12. Sociedade Brasileira de Urologia. Estenose da junção pielouretéral. Projeto Diretrizes. Disponível em: <https://diretrizes.amb.org.br/_BibliotecaAntiga/estenose-da-juncao-pielouretéral.pdf>. Acesso em: 25 mai. 2019.

13. Srivastava A, Singh P, Gupta M, Ansari MS, Mandhani A, Kapoor R et al. Laparoscopic pyeloplasty with con-comitant pyelolithotomy: is it an effective mode of treatment? Urol Int. 2008; 80:306-9.

14. Stein RJ, Turna B, Nguyen MM, Aron M, Hafron JM, Gill IS et al. Laparoscopic pyeloplasty with concomitant pyelolithotomy: technique and outcomes. J Endourol 2008; 22:1251-5.

15. Wein AJ, Kavoussi LR. Campbell-Walsh urology. 9.ed. Philadelphia: WB Saunders, 2007.

16. Willians RD, Donovan JF. Urologia. In: Way LW. Cirurgia – diagnóstico e tratamento. 9.ed. Rio de Janeiro: Guanabara Koogan, 1993. p.645-91.

17. Zerati Filho M, Nardozza Júnior A, Reis RB. Urologia fundamental. São Paulo: Planmark, 2010.

CÁLCULO EM PACIENTE COM RIM ÚNICO

1. Barbaric ZL. Principles of genitourinary radiology. 2.ed. New York: Thieme, 1994.

2. Bucuras V, Gopalakrishnam G, Wolf JS Jr, Sun Y, Bianchi G, Erdogru T et al. The Clinical Research Office of the Endourological Society Percutaneous Nephrolithotomy Global Study: nephrolithotomy in 189 patients with solitary kidneys. J Endourol 2012; 26:336-41.

3. El-Assmy A, el-Nahas AR, Hekal IA, Badran M, Youssef RF, Sheir KZ. Long-term effects of extracorporeal shock wave lithotripsy on renal function: our experience with 156 patients with solitary kidney. J Urol 2008; 179(6):2229-32.

4. El-Nahas AR, Shokeir AA, El-Assmy AM, Mohsen T, Shoma AM, Eraky I et al. Post-percutaneous nephrolithotomy extensive hemorrhage: a study of risk factors. J Urol 2007; 177:576-9.

5. Ferreira Filho SR, Santos PS, Mendes EV, Lima HV. Renal function and proteinuria before and after kidney donation. J Bras Nefrol 2006; 28(3):208-12.

6. Knoll T, Jessen JP, Honeck P, Wendt-Nordahl G. Flexible ureterorenoscopy versus miniaturized PNL for solitary renal calculi of 10-30 mm size. World J Urol 2011; 29(6):755-9.

7. Kumar V, Abbas AK, Fausto N. Robbins & Cotran – patologia: bases patológicas das doenças. 7.ed. Rio de Janeiro: Elsevier; 2005.

8. Maranhão CPM, Miranda CMNR, Santos CJJ, Farias LPG, Padilha IG. Anomalias congênitas do trato urinário superior: novas imagens das mesmas doenças. Radiol Bras 2013; 46(1):43-50.

9. Moore KL, Persaud TVN. Embriologia clínica. 6.ed. Rio de Janeiro: Guanabara Koogan, 2000.

10. Sociedade Brasileira de Urologia. Terapia minimamente invasiva: litíase urinária em situações especiais. Recomendações da Sociedade Brasileira de Urologia, 2012. Disponível em: <http://sbu.org.br/pdf/recomendacoes/livro_terapia_minimamente_invasiva.pdf>. Acesso em: 25 mai. 2019.

11. Woronik V. Hipertensão e doenças primárias renais. Hiper Ativo 1998; 5(4).

CAPÍTULO 25

História do cálculo urinário

ANDREY DO AMARAL COELHO FILHO
BRUNO VILALVA MESTRINHO
JORDANO PEREIRA ARAÚJO

Onde os nobres tratavam a litíase urinária na Renascença?

Imagine-se na seguinte situação: você é um nobre rico na França do século XVII. Um certo dia, você começa a sentir dores lancinantes na parte inferior do abdome. O simples ato de urinar torna-se um suplício, pois a urina sai com dificuldade e com dor intensa, às vezes com sangue. Depois de alguns dias, ocorre uma obstrução completa à saída da urina. O seu médico pessoal faz um diagnóstico terrível: você tem uma pedra na bexiga. Você percebe que está em maus lençóis.

Sua única opção, à época, seria procurar os "litotomistas viajantes", profissionais (não necessariamente médicos) especializados na arte cirúrgica de "cortar para extrair a pedra" (do grego *lithos* – pedra – e *tomos* – cortar).

O procedimento foi descrito pela primeira vez por Sushruta, um médico indiano, em textos datados de 600 a.C. a 600 d.C. Ele começou a ser utilizado na Antiguidade, sendo trazido à Europa por médicos gregos durante a campanha de Alexandre, o Grande, na Pérsia e na Índia.

Portanto, realizado desde a Antiguidade, esse sangrento procedimento consistia no seguinte: o litotomista introduzia um dedo na bexiga do pobre paciente através de uma incisão no períneo (região entre o ânus e o escroto, no homem, e entre o ânus e a vulva, na mulher). Quando o cálculo era muito grande, antes era preciso fragmentá-lo, utilizando-se um instrumento chamado litotridor (*litho* – pedra – e *tripsis* – esmagamento ou trituração). Lembre-se: tudo isso seria feito sem anestesia. Além disso, a chance de morrer em consequência do procedimento era muito grande por sangramento e por infecção perineal. Os pacientes optavam pela litotomia como último recurso, já que não havia outra opção terapêutica para o cálculo de bexiga.

No famoso Hotel Dieu, o maior hospital de Paris no século XVII (os hospitais surgiram como albergues para acolher os pobres durante o inverno, por isso recebiam, na França, a designação de hotel; o termo hospital deriva do latino *hospes*, que significa hóspede), havia um famoso litotomista chamado Frei Jacques Beaulieu (1651-1714), que costumava tratar a realeza da corte de Luís XIV e era portador de um currículo com mais de 5 mil litotomias. Se você tivesse a doença, certamente gostaria de ser tratado por ele. Mesmo nas suas mãos experientes, a mortalidade parece que girava em torno de 40%. O cirurgião (que na verdade não era médico nem religioso; ele adicionou o título de Frei ao nome para ser mais respeitado) foi o responsável por desenvolver a chamada litotomia lateral, na qual a incisão é feita ao lado da linha média.

No século XVII, o holandês Jan de Doot retirou de si mesmo um cálculo de bexiga e imortalizou esse feito em uma pintura (Figura 25.1).

Para a realização da litotomia na época, o paciente era colocado deitado de costas sobre uma mesa, com os joelhos e as coxas flexionadas, para que o litotomista pudesse ter acesso à região perineal (Figura 25.2). Apesar de o procedimento não ser mais realizado na atualidade, essa posição continua sendo chamada, no meio médico, de posição de litotomia.

O que tem a ver o cálculo urinário com o cálculo da matemática?

Ora, tem tudo a ver. A palavra cálculo vem do latim *calculus*, que significa pedrinha. Em sociedades primitivas de várias culturas, os pastores de ovelhas costumavam definir o tamanho do rebanho pegando uma pedrinha para cada animal. Assim, ao final do dia, o número de ovelhas teria que corresponder ao número de pedras.

Na Roma Antiga, o uso das pedrinhas para fazer contas ficou mais sofisticado. As pessoas usavam uma prancha cheia de areia (para poder desenhar números e figuras geométricas), sobre a qual colocavam as pedras para fazer contas. Esse instrumento era chamado de *abacus* (que também surgiu de maneira independente na Ásia e no Oriente Médio) (Figura 25.3). Parece que ábaco vem do hebraico *ábáq*, que significa poeira.

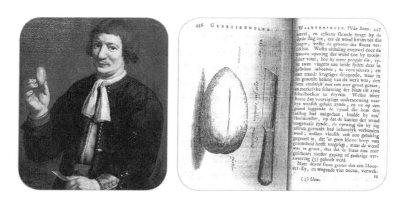

Figura 25.1 O holandês Jan de Doot, em pintura feita por Carel van Savoyen no século XVII (1655), segura o cálculo de bexiga que ele retirou de si mesmo por meio de uma litotomia. No livro *Observationes Medicae*, de Nicolaes Tulp, publicado em 1740, há uma ilustração mostrando a faca usada por Jan de Doot e o cálculo que ele removeu de sua própria bexiga com a ajuda de seu irmão.

Fonte: WikiCommons (domínio público).

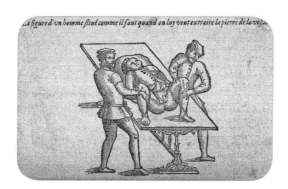

Figura 25.2 Homem colocado na posição de litotomia. Xilogravura, França, 1628.

Fonte: Wellcome Collection (CC BY 4.0).

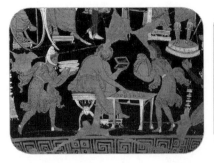 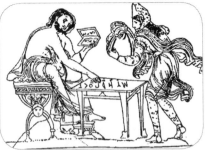

Figura 25.3 Cena estampada no Vaso de Dario, em que um comerciante utiliza o ábaco romano, em 340-330 a.C.

Fonte: Museu Arqueológico Nacional de Nápoles (domínio público).

Quando surge algum aglomerado mineral no corpo humano, também o chamamos de cálculo (pedrinha). Os locais mais comuns onde eles surgem são as vias urinárias (urolitíase) e a vesícula biliar (colelitíase). Os urologistas mantêm uma relação de ambiguidade com a urolitíase (cálculo urinário). A retirada de cálculos das vias urinárias talvez seja o procedimento mais realizado pelos urologistas. Apesar de o objetivo principal dos urologistas seja aliviar a dor de seus pacientes, não se pode negar que esse garimpo de cálculos urinários os ajuda a colocar comida na mesa...

Desde quando se conhecem os cálculos urinários?

As primeiras referências escritas sobre a litíase urinária datam de 3.200 a 1.200 a.C., em textos da antigas Mesopotâmia, Pérsia, China, Índia e Egito. Durante esse período, há registro do maior cálculo urinário, pesando mais de 1,36 kg. Algumas múmias, datadas de 5.000 a.C., apresentavam cálculos urinários. O arqueólogo inglês Edwin Smith, entretanto, relatou apenas 4 casos de cálculos urinários em milhares de múmias examinadas, o que sugere que a doença tinha baixa prevalência no Egito antigo (ou então ele não procurou com afinco, já que não era médico).

A primeira descrição da cólica renal foi feita na Grécia Antiga, no livro *Acerca dos sofrimentos internos*, de autor desconhecido, possibilitando assim, pela primeira vez a diferenciação entre a litíase renal e a litíase vesical, que passaram a ser descritas como doenças diferentes, gerando, portanto, tratamentos e prognósticos diferentes. O livro descreve a cólica renal como: "[...] dor aguda, tipo cólica, no flanco, a qual irradia para o abdome, testículo homolateral e pênis. Nos estádios precoces, queixa-se de urgência em urinar, mas, mais tarde, torna-se oligúrico e elimina areias e pedras com urina".

O "pai da Medicina" tratava cálculos urinários?

Hipócrates (460-377 a.C.) tinha um conhecimento profundo sobre litíase urinária e foi quem descreveu pela primeira vez os sintomas clínicos dos cálculos de bexiga: dor à micção, passagem da urina gota a gota (em razão da obstrução do canal), urina manchada de sangue (decorrente da lesão da bexiga pelo cálculo), inflamação da bexiga e emissão de areias com a urina. O termo nefrolitíase teve origem no *Corpus Hippocraticum* (conjunto de textos atribuído ao médico grego) e é formado pelas palavras *nephros* (rim) e *lithos* (pedra).

Entretanto, procedimentos cirúrgicos para extração das pedras eram proibidos pelo juramento hipocrático, que dizia: "Eu não utilizarei a faca, nem mesmo para os sofredores pela pedra, mas deixarei tal tarefa para aqueles que fazem disso seu trabalho". Os litotomistas, assim como os cirurgiões, tinham, na Grécia Antiga, um *status* social muito abaixo do que o dos médicos. Essa diferença social permaneceria até o século XIX.

Amônio de Alexandria (século III d.C.) foi a primeira pessoa a sugerir que a fragmentação do cálculo facilitaria a sua retirada. Ele estabilizava a pedra com um gancho e a partia usando um instrumento de ponta romba. Ele foi o criador do termo litotomia. O primeiro registro com detalhes da litotomia perineal foi feita por Cornelius Celsus (25 a.C.- 40 d.C.), que viveu em Roma e escreveu a *Enciclopédia de Medicina*, muito utilizada durante toda a Idade Média até o Renascimento. Ele recomendava que a operação fosse realizada apenas em crianças e adolescentes, em virtude da consistência mais mole da próstata.

E então, doutor: meu xixi tem gosto de quê?

A uroscopia, inspeção da urina para determinar a condição física do paciente, é uma das ferramentas diagnósticas mais antigas. Sua utilização remonta à medicina praticada na Suméria e na Babilônia, cerca de 4.000 anos atrás. Praticada por médicos gregos e romanos, seu uso chegou à Europa trazida pelos árabes e se tornou parte fundamental do diagnóstico clínico. O termo uroscopia significa "observação da urina". Há vários tratados antigos sobre o tema, mas o texto que teve mais influência na medicina ocidental foi escrito por

Theophilus Protospatharius (610-641), chamado "De urinis". Autores de tratados uroscópicos se referiram a esse texto por muitos séculos.

A orientação era para que a urina fosse coletada por 24 horas em um frasco grande e transparente, que deveria ser protegido do calor, do frio e da luz do sol (primórdio da investigação metabólica). Esse recipiente era chamado de "matula" e, durante a Idade Média, tornou-se um símbolo fortemente associado à profissão médica. Muitos médicos, quando contratavam os serviços de pintores para retratá-los, faziam questão de posar com sua matula (Figura 25.4), à semelhança de muitos médicos e estudantes de hoje em dia, que publicam fotos nas redes sociais portando seus estetoscópios pendurados no pescoço.

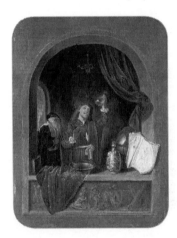

Figura 25.4 Óleo sobre madeira, "O Médico" (1653), de Gerard Dou (1613-1675).

Fonte: Wellcome Collection (CC BY 4.0).

O médico persa Ismail Sayn al-Din Gorgani (1040-1136) ensinava que os seguintes aspectos deveriam ser sistematicamente verificados: a quantidade, a cor, a consistência, a transparência, a presença ou ausência de sedimentos (muito importante no diagnóstico de litíase urinária), a presença de sangue (hematúria), o odor e até o sabor da urina. Dessa prática nasceram as denominações de algumas doenças. Urina em grande quantidade e com sabor de mel, por exemplo, recebeu a denominação de diabetes *mellitus*. Urina em grande quantidade e sem gosto (que ocorre quando a pessoa não secreta adequadamente o hormônio antidiurético) foi chamada de diabetes *insipidus*.

Como referência, os profissionais utilizavam uma imagem muitas vezes reproduzida, chamada "Roda da Uroscopia" (Figura 25.5), que trazia os diferentes aspectos que a urina poderia apresentar e seus diagnósticos correspondentes.

Entre os séculos XIV e XVI, o ritual de analisar o líquido tornou-se o ponto alto da consulta com um médico europeu. Enquanto o paciente aguardava nervosamente, o doutor alongava o quanto podia o processo de cheirar, olhar contra a luz e provar a urina (processo semelhante ao utilizado pelos enólogos), finalmente emitindo um diagnóstico.

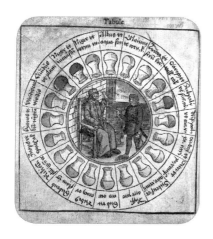

Figura 25.5 Roda da Uroscopia publicada em 1506 na obra *Epiphaniae medicorum*, de autoria de Ulrich Pinder.

Fonte: Wellcome Collection (CC BY 4.0).

Também à semelhança dos enólogos, alguns uroscopistas desenvolveram habilidades fantásticas. Conta-se a história da adolescente que foi levada à consulta pela mãe desconfiada, com suspeita de gravidez. A temerosa jovem misturou a própria urina com urina de vaca, no intuito de confundir o profissional e este, ao final da análise, declarou: "Esta amostra tem urina de uma mulher e urina de vaca; ambas estão grávidas". O famoso médico persa Avicena (latinização de Abd Allāh ibn Sīnā) (980-1037) incluiu, em sua influente obra "Cânone da Medicina" (texto padrão em muitas universidades medievais), uma seção que ensinava os médicos a diferenciar urina humana de urina de animais, alertando seus estudantes para o fato de que "(...) líquidos variados são às vezes trazidos pelos pacientes para testar a habilidade do médico" (cuidados que se devem ter na coleta de urina de 24 horas).

A partir dos séculos XII e XIII, a uroscopia passou a ser realizada também por pessoas sem treinamento médico, que viajavam pelas cidades europeias alardeando sua capacidade de fazer diagnósticos, prognósticos e até de prever o futuro da pessoa (prática chamada de uromancia) por meio da análise de sua urina. Alguns desses charlatães angariaram fama e riqueza. Havia também aqueles médicos que até se abstinham de examinar o paciente, fazendo diagnósticos a distância somente pela observação da urina, que era levada até ele por um portador especialmente contratado (poderíamos chamá-lo de "*pipiboy*").

O médico de Constantinopla, Joannes Actuarius (1275-1328) (obcecado pelo tema, escreveu um extenso tratado de 7 volumes chamado *Sobre a urina*) alertava para o perigo do diagnóstico feito com base apenas na análise da urina, sugerindo que o exame físico era fundamental (perigo que ronda também os médicos modernos, que às vezes se concentram nos exames complementares em detrimento do contato com os pacientes).

O número crescente de pessoas sem treinamento médico (e sem escrúpulos) que realizavam a uroscopia condenou-a gradativamente a uma condição de descrédito. O livro publicado em 1637, *O profeta do mijo*, de Thomas Brian, criticou duramente a prática. Os médicos vistos com uma matula passaram a ser objeto de piadas e do ridículo, o que ajudou a levar a prática da uroscopia, enfim, ao abandono.

Hoje em dia, a análise da urina é parte fundamental da avaliação clínica do paciente, tanto em doenças do trato urinário como em condições sistêmicas. O exame mais frequentemente utilizado é o chamado Urina Tipo I ou EAS (elementos anormais e sedimentoscopia), pelo qual se verifica não apenas o aspecto da urina, mas também cor, pH, densidade, presença de células, etc. Felizmente, não é mais preciso provar a urina de ninguém para se chegar a um diagnóstico. No caso da litíase urinária, o exame simples de urina pode fornecer pistas diretas, como a presença de minerais na urina (p.ex., oxalato de cálcio), ou pistas indiretas, como a presença de sangue (hematúria) e de infecção.

Cortar ou não cortar? Eis a questão.

O pai da Farmacologia, Pedânio Dioscorides, escreveu 5 livros intitulados *De Materia Medica,* descrevendo 12 plantas utilizadas no Império Romano para o tratamento de doenças renais. Durante a Idade Média, foi documentada a utilização da pedra judaica, uma substância de origem mineral muito utilizada como substância terapêutica, sendo utilizada também como diurético e atuando no tratamento médico não cirúrgico da nefrolitíase. Esse foi o passo inicial do uso de fitoterápicos no cálculo urinário.

Já a litotomia, como visto, era um recurso utilizado em último caso, quando a dor provocada pelo cálculo de bexiga era insuportável. Por isso, qualquer inovação que a substituísse seria extremamente bem-vinda.

Em 1835, um relato publicado pela Academia de Ciências de Paris viria a mudar o tratamento dos cálculos urinário para sempre. O médico Jean Civiale (1792-1876) demonstrou o enorme sucesso do tratamento feito com um instrumento desenvolvido por ele, batizado de litotridor (Figura 25.6). O novo invento permitia que ele esmagasse um cálculo na bexiga e o removesse através da uretra. Ele chamou a técnica de fragmentação do cálculo de litotripsia.

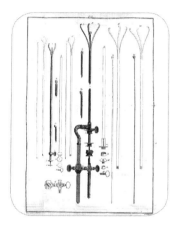 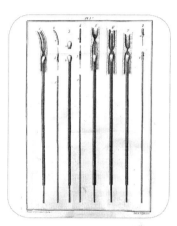

Figura 25.6 Litotridores de Jean Civiale.
Fonte: Wellcome Collection (CC BY 4.0).

Alguns anos depois, ele viria a relatar que teve uma certa dificuldade para aprender a utilizá-lo. Para melhorar sua habilidade com o instrumento, ele andava pelas ruas de Paris tentando fragmentar nozes dentro do bolso do seu casaco (lembre-se que o procedimento era feito às cegas). No trabalho, para enfatizar a superioridade de sua técnica, Civiale usou o interessante argumento de que "os próprios médicos, quando têm cálculos urinários, preferem a litotripsia à litotomia". Mais importante ainda, ele realizou algo que à época era uma novidade: fez um estudo comparativo utilizando dados estatísticos. O médico compilou todas as operações feitas pelos proeminentes litotomistas da Europa à época e tabulou as suas taxas de mortalidade, que foi de 20% em um total 5.715 litotomias. Nas 257 litotripsias realizadas por ele, houve apenas 6 mortes (2,3%). Esse é um dos primeiros exemplos de um pesquisador que utilizou a chamada medicina baseada em evidências, tão em voga atualmente.

Então, em uma só tacada, ele foi triplamente pioneiro: desenvolveu uma técnica cirúrgica nova (litotripsia), utilizou a medicina baseada em evidências e iniciou a chamada cirurgia minimamente invasiva.

Outro aspecto que evoluiu muito entre os séculos XVII e XIX foi o entendimento da fisiologia dos cálculos urinários. Em 1776, o químico sueco Karl Wilhlem Scheele (1742-1785) identificou, nos cálculos urinários, um elemento até então desconhecido, que ele chamou de ácido lítico – mais tarde, esse elemento viria a ser conhecido como ácido úrico. Em 1820, a composição química da maioria dos cálculos urinários já havia sido analisada (as descobertas mais importantes estão na Tabela 25.1).

Tabela 25.1 Descobertas importantes sobre a composição dos cálculos urinários.

Pesquisador	Época em que viveu	Descoberta
Carl W. Scheele	1742-1786	Isolou "ácido lítico" de um cálculo de bexiga
Antoine F. Fourcroy	1755-1809	Descobriu que "ácido lítico" é ácido úrico
Nicolas L. Vauquelin	1763-1829	Sais de urato de amônia Fosfato de cálcio, magnésio e de amônia Sais de fosfato triplos
Alexander Marcet	1770-1822	Cálculo de xantina Cistinúria familiar
William Prout	1785-1850	Papel da ureia

Em 16 de outubro de 1846, a primeira operação realizada sob anestesia com éter foi feita em Boston, Massachusetts, mudando a história dos procedimentos urológicos para sempre. A dor durante as cirurgias havia ficado para trás.

Outra grande mudança foi a descoberta por Wilhelm Röentgen, em 1896, da propriedade de certa radiação eletromagnética (por desconhecê-la, ele a batizou de raios X) de atravessar os tecidos humanos e formar imagens em filmes radiográficos: surgia aí a radiografia. A partir de então, os médicos puderam "ver" o interior das pessoas, localizando cálculos cada vez menores e com maiores detalhes anatômicos. Em 1928, Moses Swick descreveu o primeiro contraste radiológico ao experimentar um novo antibiótico seletivo ao aparelho urinário, o *uro selectan*. A excreção desse remédio permitia visualizar totalmente o aparelho urinário ao raio X, sendo considerado o início da urografia excretora.

Em 1877, o urologista alemão Maximilian C. Nitze (1848-1906) inventou o primeiro cistoscópio, um aparelho que permitia ver o interior da bexiga, que ficou muito melhor depois que se acoplou uma grande invenção de Thomas Edison, a lâmpada elétrica. Tal aparelho facilitou imensamente o trabalho de fragmentar os cálculos dentro da bexiga, agora sob visão direta.

E a partir do século XX em diante?

Ernest Rupel e Robert Brown descreveram uma cirurgia realizada em 1941, na qual utilizaram um acesso renal percutâneo (nefrostomia) para visualização da via urinária renal (nefroscopia) e retirada de cálculo renal com sucesso. A partir desse relato, diversos outros autores iniciaram o uso da técnica até sua padronização. Em 1955, Goodwin realizou uma drenagem externa do rim (nefrostomia percutânea) para aliviar hidronefrose severa. Em 1976, Fernstrom e Johansson foram os pioneiros na punção, na dilatação e no tratamento da litíase renal por essa via.

Na década de 1950, uma tecnologia utilizada durante a Segunda Guerra Mundial, o Sonar, foi adaptada para uso em medicina, permitindo que se observasse o interior do organismo por meio de ondas sonoras de alta frequência (ultrassom). Surgia, assim, a ultrassonografia ou ecografia. Como o som se propaga melhor no meio líquido, tornou-se um método muito apropriado para a avaliação das doenças das vias urinárias, já que a função destas é exatamente transportar líquido (a urina).

A busca por métodos cada vez menos invasivos para o tratamento da urolitíase resultou no desenvolvimento de um método que parece saído de uma obra de ficção científica: a litotripsia extracorpórea por ondas de choque (LECO). A LECO consiste na fragmentação do cálculo por ondas de choques aplicadas externamente ao paciente. Em seguida, ocorre a eliminação dos fragmentos menores pelas vias urinárias do portador, não sendo necessário operar na grande maioria das vezes. Pelo fato de ser um procedimento não invasivo, a sua indicação é muito popular.

A sua descoberta, assim como muitas outras em Medicina, foi um tanto casual. Um engenheiro da empresa de aviação alemã Dornier, no início da década de 1960, percebeu que, quando uma aeronave supersônica estava em voo, as ondas de choque provocavam fadiga do metal. Para testar essa possibilidade, os engenheiros submeteram uma chapa metálica a ondas de choque. Ao tocar acidentalmente a chapa durante um dos testes, um deles levou uma espécie de choque. O Ministério da Defesa Nacional da então República Federal da Alemanha solicitou um estudo sobre os efeitos das ondas de choque em tecido animal (o objetivo inicial era produzir uma arma). Entretanto, logo perceberam que poderia haver um uso mais benéfico: fragmentar cálculos urinários sem a necessidade de cirurgia. Dornier foi a fabricante do primeiro litotridor por ondas de choque comercialmente disponível.

Ainda na Alemanha, Chaussy e colaboradores, em 1980, idealizaram a primeira geração de litotridores eletro-hidráulicos, denominada HM1 (de *human machine*), que funcionava com o paciente imerso em uma banheira. Em 1982, houve a primeira publicação a respeito do método, informando que, dos 221 pacientes tratados, 88,5% estavam livres de cálculos, um resultado inquestionável de sucesso. Depois, com a intenção de evitar complicações maiores, veio a segunda geração, com geradores piezoelétricos e eletromagnéticos mais compactos e com bolha de acoplamento, porém com resultados piores em relação à primeira geração. Os primeiros modelos chegaram ao Brasil em 1986, em Salvador, Bahia.

A primeira ureteroscopia foi realizada por Hugh H. Young em 1912, que utilizou um cistoscópio em um ureter dilatado em um paciente pediátrico com válvula de uretra posterior. Marshall, em 1964, deu os primeiros passos do ureteroscópio flexível, sendo difundido por Irving em 1982. Já Bagley e Huffman, em 1987, desenvolveram o mecanismo de deflexão e utilizaram um canal de irrigação para melhorar a instrumentação e as imagens, tornando-o não apenas parte do arsenal diagnóstico como procedimento terapêutico.

A drenagem da via urinária interna é feita pelo cateter duplo J. Esse dispositivo urológico foi idealizado por Gustav Simon no século XIX e desenvolvido por Finney em 1978, sendo considerado um dos maiores trunfos do sucesso da cirurgia urológica, evitando fístulas e estenoses graves.

A técnica cirúrgica mais usada atualmente é a ureterorrenolitotripsia, seguida de implante de duplo J. Essa técnica promove a quebra do cálculo enquanto no ureter ou no rim, com o auxílio de uma microcâmera. Consiste em um procedimento minimamente invasivo e com menos dor no pós-operatório, permitindo que seja cada vez mais comum a retirada e a eliminação das pedras, reduzindo o sofrimento de milhares de pacientes no mundo. Isso é possível graças aos avanços tecnológicos que temos vivenciado, permitindo a criação de instrumentos cada vez mais finos, que podem ser introduzidos através do canal urinário.

Tenho um cálculo urinário. Estou sozinho?

Claro que não! A prevalência de cálculos urinários varia de 1 a 20% da população e depende de fatores climáticos, étnicos, genéticos e nutricionais. Muita gente famosa já foi acometida pela doença e, em alguns casos, existem registros do sofrimento delas. Alguns dos famosos que tiveram problemas com cálculos urinários foram: Epicurus, Erasmo de Rotterdam, Francis Bacon, Isaac Asimov, Galileo, Isaac Newton, William Osler, Benjamin Franklin, William Harvey, Papa Clemente XI, Luís XIV, Napoleão Bonaparte, Bruce Springsteen, Ava Gardner e o rei Pelé.

Um bom exemplo foi o Papa Inocêncio XI, cujos enormes cálculos renais ficaram registrados no livro de Tommaso Alghisi, o médico que realizou a sua necropsia (Figura 25.7).

Outro paciente famoso foi o caso de Henrique II, nobre rei da região alemã da Baviera, que morreu devido à litíase urinária. Em seu túmulo, localizado na catedral de Bamberg, uma escultura ilustra o episódio no qual São Benedito teria ajudado a extrair um cálculo da sua bexiga (Figura 25.8).

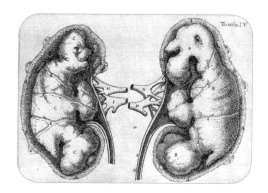

Figura 25.7 Rins do Papa Inocêncio XI, representados na obra de Tommaso Alghisi, de 1707. Repare os enormes cálculos coraliformes (em formato de coral) em ambos os rins.

Fonte: Wellcome Collection (domínio público).

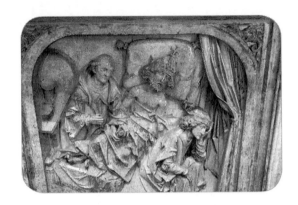

Figura 25.8 Escultura feita por Tilman Riemenschneider entre 1499 e 1513 no túmulo do imperador Henrique II, localizado na catedral de Bamberg, região da Baviera, Alemanha. A escultura mostra São Benedito (à esquerda) colocando um cálculo grande na mão de Henrique II enquanto este dorme. À direita, está representado um médico, triste por não ter conseguido curar o imperador.
Fonte: WikiCommons (CC BY-SA 3.0). By Tilman2007 – Own work. <https://commons.wikimedia.org/w/index.php?curid=35052808>.

Durante sua campanha militar na Rússia, Napoleão Bonaparte sofreu imensamente com cálculos urinários. Há autores que defendem a ideia de que, se o imperador francês tivesse sido tratado com técnicas modernas, a história da Europa poderia ter sido bem diferente.

Por que é importante estudar a história da urolitíase?

A história da urolitíase é um exemplo fascinante de como a Medicina evolui de modo às vezes aleatório, sempre em busca de tratamentos melhores e menos dolorosos. Nos últimos cem anos, passamos de um tratamento cruento e doloroso, que era a litotomia, para procedimentos cirúrgicos que nem precisam de incisões.

A evolução técnica do diagnóstico e do tratamento dos casos de urolitíase foi verdadeiramente impressionante. Como disse o historiador grego Heródoto (485 a.C.-425 a.C.), pensar o passado é a melhor maneira de compreender o presente e idealizar o futuro. A pergunta que fica é: como será que, no futuro, trataremos os cálculos urinários?

Bibliografia

1. Armstrong JA. Urinalysis in western culture: a brief history. Kidney Int 2007; 71(5):384-7.
2. Boyer CB, Merzbach UC. A history of mathematics. 3.ed. New Jersey: John Wiley & Sons, 2011.
3. Domingos F, Serra MA, História da litíase urinária – os primórdios da nefrologia. Rev Port Nefrol Hipert 2004; 18(3):143-53.
4. Ellis H. A history of bladder stone. Oxford: Blackwell Scientific Publications, 1969.
5. Herr HW. Civiale, stones and statistics: the dawn of evidence-based medicine. BJU Int 2009; 104(3):300-2.
6. Kamaledeen A, Vivekanantham S. The rise and fall of uroscopy as a parable for the modern physician. J R Coll Physicians Edinb 2015; 45(1):63-6.
7. Kiefer JH. Jean Civiale (1792-1867). Invest Urol 1968;6(1):114-7.
8. Kiefer JH. Uroscopy: the artist's portrayal of the physician. Bull N Y Acad Med 1964; 40(10):759-66.
9. Knoll T. Epidemiology, pathogenesis, and pathophysiology of urolithiasis. Eur Urol Sup 2010; 9(12):802-86.
10. Krischel M, Moll F, Van Kerrebroeck P. A stone never cut for: a new interpretation of The Cure of Folly by Jhe-ronimus Bosch. Urol Inter 2014; 93(4):389-93.
11. López M, Hoppe B. History, epidemiology and regional diversities of urolithiasis. Pediatr Nephrol 2010; 25(1):49-59.
12. Moran ME. Famous stone patients and their disease. AIP Conf Proced 2007; 1(1):412-6.
13. Neild GH, Foxall PJ, Lindon JC, Holmes EC, Nicholson JK. Uroscopy in the 21st century: high--field NMR spec-troscopy. Nephrol Dialys Transp 1997; 12(3):404-17.
14. Stolberg M. The decline of uroscopy in early modern learned medicine (1500-1650). Early Sci Med 2007; 12(3):313-36.
15. Struik DJ. A concise history of mathematics. New York: Courier Corporation, 2012.
16. Thorwald, J. O século dos cirurgiões. 1.ed. São Paulo: Hemus, 2002.
17. Trinchieri A. Epidemiological trends in urolithiasis: impact on our health care systems. Urol Res 2006; 34(2):151-6.
18. Voswinckel P. From uroscopy to urinalysis. Clin Chim Acta 2000; 297(1-2):5-16.
19. Yates DR, Vaessen C, Roupret M. From Leonardo to da Vinci: the history of robot assisted surgery in urology. BJU Int 2011; 108(11):1708-13.

CAPÍTULO 26

Curiosidades e o futuro da urolitíase

JANAÍNA COLOMBO NUNES
GUSTAVO LUCAS CARDOSO
MARCUS VINICIUS OSÓRIO MAROCCOLO
BRUNO VILALVA MESTRINHO

Astronautas têm mais cálculo renal do que a população geral?

Pesquisas realizadas na tripulação da estação espacial russa MIR mostraram que a chance de astronautas formarem cálculo renal é bem maior do que a população em geral em razão da menor ingestão de fluidos e da alta taxa de fosfato de cálcio na urina. Esses níveis normalizaram após um mês de retorno à Terra. Os estudos foram feitos antes, durante e depois de algumas missões de cem dias no espaço, entre 1995 e 1999. Os estadunidenses também realizaram estudos semelhantes nas missões Gemini, Apollo, Skylab e Shuttle, demonstrando o mesmo resultado, assim como no retorno das missões à Terra novamente as taxas dos astronautas voltaram rapidamente para a normalidade, a partir de 18 dias da chegada.

Outras explicações para a formação de cálculo urinário no astronauta são a ausência da gravidade, favorecendo a perda de cálcio nos ossos (não são exigidos no espaço), o baixo consumo de frutas cítricas frescas (ricas em citrato) e a baixíssima umidade relativa do ar. O tratamento baseia-se no consumo alto de líquido (dificuldade para uso do banheiro), exercício aeróbico com uso de esteira, realização de exames pré-viagem, ingestão de cápsulas de citrato e uso de bisfosfonatos, que agem na fixação do cálcio no osso, atuando na remodelação óssea.

O aumento de cálcio no sangue favorece a formação de cálculo urinário?

Algumas situações clínicas podem aumentar os níveis de cálcio sanguíneo e na urina. Em virtude do trabalho dos clínicos, nefrologistas, oncologistas e infectologistas, essas condições são cada vez mais diagnosticadas e tratadas, a saber:

- hiperparatireoidismo primário;
- uso de furosemida;
- histoplasmose;
- hipertireoidismo;
- metástase óssea;
- intoxicação por vitamina D;
- doença de Paget;
- glicocorticoterapia;
- coccidioidomicose;
- distúrbios mieloproliferativos;
- pacientes imobilizados;
- sarcoidose;
- hanseníase;
- malignidade primária;
- mieloma múltiplo;
- síndrome da lise tumoral pós-quimioterapia;
- doença de Cushing;
- tuberculose;
- silicose;
- intoxicação por lítio.

Qual é o papel do paratormônio?

O paratormônio (PTH) é um hormônio produzido pelos 2 pares de paratireoides, glândulas localizadas no pescoço atrás da tireoide, que faz com que os rins reabsorvam o cálcio e excretem o fosfato. O PTH estimula a enzima 1-alfa--hidroxilase, que converte a 25-hidroxivitamina D3 em 1,25-di-hidroxivitamina D3 (calcitriol). Uma doença pouca conhecida que se utiliza dessa conversão é a sarcoidose, em seus macrófagos instalados nos granulomas na pele, nos pulmões e nos linfonodos. O cálculo renal aparece em 10% dos casos dessa doença, às vezes associado à nefrocalcinose e à insuficiência renal aguda ou crônica.

No hiperparatireoidismo primário (excesso de paratormônio produzido pelo aumento da paratireoide), há acúmulo do cálcio, que pode desencadear a recorrência grave e precoce de cálculos renais em uma pequena parcela da população, em torno de 1 a 3%. Vinte por cento dos pacientes com hiperparatireoidismo primário apresentam cálculo urinário de oxalato ou fosfato de cálcio, e as principais alterações metabólicas encontradas são hipercalcemia, hipofosfatemia, hiperfosfatúria e hipercalciúria. A investigação é feita por endocrinologistas e nefrologistas e o tratamento fundamenta-se na cirurgia de remoção das glândulas (paratireoidectomia) ou em alguns medicamentos novos (cinacalcete), que nem sempre resultam em cura.

E os cálculos renais descobertos em mulheres em idade fértil?

Essa é uma situação nova no fluxograma de tratamento do cálculo renal. Se o cálculo estiver na unidade renal direita, a chance de migração e de obstrução ureteral durante a gravidez aumenta, com risco de complicações para o binômio mãe-feto. Na presença de cálculo antes da gestação, os riscos e os benefícios do tratamento devem ser discutidos com a mulher de forma individualizada. O tratamento conservador é sempre o mais adequado, respeitando a autonomia da mulher em idade fértil, mas, às vezes, a intervenção se impõe pela gravidade da obstrução urinária na gravidez.

Cães da raça dálmata formam cálculo urinário?

Além dos humanos, os cães (como dálmatas, shih-tzu, bichon frisé, schnauzer miniatura, lhasa apso, yorkshire terrier, dachshund, bulldog inglês, pug e chihuahua), os gatos e os macacos produzem ácido úrico alto no sangue e na urina. Nos Dálmatas (famosos mascotes oficiais dos bombeiros dos Estados Unidos), esse distúrbio metabólico deu-se em decorrência de uma mutação genética introduzida pelos criadores há um século. Nesse caso, a baixa produção da enzima uricase, presente no fígado, não consegue converter o ácido úrico em alantoína (mais solúvel), formando concreções nos rins e na bexiga. Frequentemente, há necessidade de remoção cirúrgica dos cálculos.

As medicações anti-HIV e os suplementos de cálcio podem formar cálculos urinários?

Existem cálculos que podem ser formados em decorrência do uso de medicamentos (*drug stones*). Entre os antirretrovirais usados no combate à infecção do HIV (inibidores da protease, enzima essencial para produção de partículas virais infecciosas e maduras), destacam-se atazanavir e indinavir (essas 2 medicações foram substituídas por tenofovir e dolutegravir por esse motivo). São cálculos radiotransparentes, não sendo vistos mesmo na tomografia computadorizada, o que dificulta o diagnóstico radiológico.

A síndrome alcalina do leite foi descrita no começo do século passado, relativa aos pacientes que faziam ingestão maciça de antiácidos ricos em álcalis para tratamento da doença ulcerosa péptica. Com a evolução das medicações, os casos secundários ao uso de antiácido diminuíram, e hoje em dia a síndrome é comum em pacientes que fazem uso corriqueiro de suplemento de carbonato de cálcio com vitamina D para prevenção da osteoporose. Com o uso dessas medicações, o estado alcalino e a hipercalcemia deslocam o estado acidobásico para uma alcalose metabólica, fator principal para a formação de cálculos urinários.

Existe associação de tumores renais e presença de doença calculosa?

É descrito apenas um tipo histológico de tumor renal maligno que se associa à presença de cálculo urinário. Trata-se do carcinoma epidermoide no trato urinário superior. Apesar de incomum e de ter mau prognóstico, em 50% dos casos há a presença de cálculo grande renal, que promove irritação e infecção crônica. Às vezes, o cálculo pode coexistir com o tumor urotelial transicional, além de também ocorrerem calcificações difusas em tumores renais e vesicais.

Cálculo urinário pode propiciar câncer de bexiga?

A presença de cálculo, associada ao processo inflamatório crônico e à infecção do trato urinário, pode aumentar o risco de câncer de bexiga, sendo essa correlação mais forte do que no rim. Baseado em 13 longos estudos, investigadores chegaram à conclusão de que a chance de câncer dobra em comparação aos não portadores de cálculos.

Quais afecções digestivas podem causar cálculo?

Doenças do trato digestivo (doença inflamatória intestinal e diarreia crônica), cirurgias bariátricas (*bypass* gástrico) e as grandes ressecções (síndrome do intestino curto) podem causar mudanças no processo de digestão, que afetam diretamente a absorção de cálcio e de água e aumentam as chances da formação de pedras. Diarreia predispõe à desidratação, à ligação da gordura com cálcio, deixando livre o oxalato no intestino, e à depleção de bicarbonato, resultando em urina ácida e, portanto, mais urolitíase.

O excesso de peso e o diabetes interferem na formação dos cálculos?

A partir de 1990, houve um aumento significativo na incidência da doença calculosa renal. Além do diagnóstico mais acurado, é possível também atribuir esse fato ao aumento das taxas de sobrepeso e de obesidade que vêm crescendo de forma assustadora na nossa população. Já se sabe que o excesso de peso aumenta a eliminação de diversos sais, como oxalato de cálcio e ácido úrico, por meio de uma urina ácida.

Em relação ao diabetes, foi observado que os pacientes com essa doença têm a urina um pouco mais ácida, o que facilita a formação de cálculos, sobretudo de ácido úrico. Outros achados sinalizam que a presença de disfunção erétil e/ou de nefrolitíase antecipa em 5 a 10 anos o acometimento de doença coronariana aguda, sobretudo infarto agudo do miocárdio, podendo ser um marcador para esse evento.

Outro distúrbio alimentar é o excesso de consumo de carboidratos, levando à hipofosfatemia. Essa situação estimula a produção de vitamina D e consequente absorção de cálcio nos intestinos.

O que há de eventos curiosos em situações não operatórias de cálculos ureterais?

Mulheres que portam cálculo no ureter distal têm mais chance de eliminação precoce após relação sexual (3 a 4 relações por semana, entre 2 e 4 semanas, comparado com o uso de tansulosina, em cálculos de até 6 mm). Outra notícia muito divulgada na internet é que pacientes com cálculo ureteral que brincam cerca de vinte vezes na montanha-russa "Big Thunder Mountain", na Flórida, têm mais chance de eliminação espontânea dos cálculos em comparação à conduta expectante (64% *versus* 17%), em especial os que se sentam na parte de trás do carrinho, talvez por trepidar mais. Um paradoxo é que tabagistas aspiram nicotina, um potente dilatador ureteral, porém sem diferença estatística na taxa de eliminação.

Existe alguma relação genética com a nefrolitíase?

O gene CY-P24A1 é responsável pela produção da enzima 24-hidroxilase, que tem participação na metabolização e inativação da vitamina D. Pessoas com alguma mutação nesse gene tendem a apresentar hipercalcemia (aumento do cálcio do sangue), que por sua vez pode aumentar os riscos de desenvolvimento da nefrolitíase. Essa mutação genética pode estar associada a alguns casos de nefrolitíase que antes eram chamados de idiopáticos. O pensamento atual é que a maioria dos casos de nefrolitíase possui um componente genético que envolve mais de um gene acometido. Hiperoxalúria primária e cistinúria são exceção, casos em que há um único gene bem estabelecido para cada doença.

Qual é a importância da *Oxalobacter formigenes*?

A *Oxalobacter formigenes* é uma bactéria encontrada no intestino de 46 a 77% da população adulta. Sua principal função é a metabolização e a degradação do oxalato no intestino, impedindo a absorção dessa substância. Sabe-se que a maioria dos cálculos renais é formada pelo oxalato de cálcio, sendo sugerido que a deficiência dessa bactéria estaria associada ao maior risco de desenvolver nefrolitíase. Tal teoria foi testada e confirmada em inúmeros pequenos estudos e, em 2008, um estudo publicado no Jornal da American Society of Nephrology corroborou ainda mais essa hipótese, ao concluir que a colonização pela *Oxalobacter formigenes* seria um fator de proteção contra o desenvolvimento de nefrolitíase. Entretanto, estudos que se seguiram com a suplementação de probióticos contendo essa bactéria falharam em demonstrar superioridade em relação ao placebo.

Quais avanços esperar na cirurgia do cálculo renal?

Seguindo os avanços da bioengenharia, já existem aparelhos robóticos sendo utilizados para a cirurgia de litotripsia por ureterorrenoscopia. Um estudo realizado em 18 pacientes confirmou que não só é possível a realização da cirurgia por este método, como também demonstrou uma melhora significativa na visualização de estruturas, na mobilidade dos instrumentos cirúrgicos e na ergonomia do cirurgião. O endourologista vem apresentando lesões crônicas por postura viciada em pescoço, ombros, cotovelos, punhos e mãos. Existem modelos recentes *ex-vivo* em simuladores/navegadores digitais e em cadáver para o treinamento da cirurgia renal percutânea, mas as mãos humanas ainda são melhores.

Lançamentos recentes de ureteroscópio flexível digital de alta resolução e descartável para navegação retrógrada da via urinária para abordagem de cálculos e de tumores urinários (Litho Vue – empresa estadunidense Boston Scientific; Pusen – empresa chinesa Zhuhai Medical Technology; Inviso – empresa japonesa Olympus; e Scorpion R1 – empresa brasileira Russer) têm demonstrado que é uma excelente ferramenta endourológica. Essa tecnologia apresenta uma ponta de 7,7 Fr, melhor ergonomia, melhor deflexão (270° em ambas as direções), uso de *chip* CMOS, sem necessidade de cabo de luz ou de câmera acoplada e de uso único. Apesar de mais caro, evita gastos com esterilização, manutenção de fibras e de sistema de ótica e necessidade de reoperações em razão de melhor *performance* em um ato único. Outra tecnologia é o uso do robô Da Vinci nas operações de pieloplastia, pielolitotomia, ureterolitotomia, nefrolitotomia e nefrectomia. Outro caminho é o uso frequente de cirurgia renal percutânea com orifícios menores, representado por mini e micropercutânea. Apresenta menores riscos, porém com maior tempo operatório por dificuldade na extração de fragmentos maiores.

Qual é a semelhança dos cálculos urinários com os corais marinhos?

Os urologistas presumiam, no passado recente, que os cálculos renais eram massas calcárias homogêneas e insolúveis. Entretanto, pesquisadores acreditam que na verdade eles funcionam como corais em nanoescala: dinâmicos, complexos e ricos em cálcio, com lamelas que se acumulam e se dissolvem. Pelo fato de apresentar múltiplos eventos de dissolução, cristalização e remodelação, como nos depósitos minerais naturais (diagênese), abre-se perspectiva de melhor diagnóstico e tratamento não operatório.

Existem novas perspectivas para o tratamento do cálculo na criança?

As principais perspectivas relacionadas ao cálculo na infância estão voltadas para o tratamento de causas relacionadas, ou seja, a prevenção da doença, uma vez que o cálculo renal infantil não é tão prevalente. Para crianças que sofrem de doenças genéticas como a hiperoxalúria primária, novos medicamentos já devem estar disponíveis em um prazo de 5 anos.

Bibliografia

1. Desai MM, Aron M, Gill IS, Pascal-Haber G, Ukimura O, Kaouk JH et al. Flexible robotic retrograde renoscopy: description of novel robotic device and preliminar laboratory experience. Urology 2008; 72(1):42-6.

2. Doluoglos OG, Dermirbas A, Kilinc MF, Karakan T, Kabar M, Bozkurt S et al. Can sexual intercourse be an al-ternative therapy for distal ureteral stones? A prospective, randomized, controlled study. Urology 2015; 86(1):19-24.

3. Gridley CM, ·Knudsen BE. Digital ureteroscopes: technology update. Res Rep Urol 2017;9:19-25.

4. Kasper DL, Hauser SL, Jameson JL, Fauci A, Longo DL, Loscalzo J. Medicina interna de Harrison. 19.ed. Nova York: McGraw Hill Education, 2015.

5. Kaufman OW, Kelly JP, Gurhan GC, Anderson TE, Dretler SP, Preminger DM et al. Oxalobacter formigens may reduce the risk of calcium oxalate kidney stones. J Amer Soc Nephrol 2008; 19(6):1197-1203.

6. Leal S. Sarcoidose. WikiPETia Médica. Disponível em: <http://www.digimed.ufc.br/wiki/index.php/Sarcoidose>. Acesso em: 27 mai. 2019.

7. Mitchell MA, Wartinger DD. Validation of a functional pyelocalyceal renal model for the evaluation of renal calculi passage while riding a roller coaster. J Amer Osteop Assoc 2016; 116:647-52.

8. Pearle MS, Nakada SY. Urolithiasis: medical and surgical management of stone disease. Londres: Informa UK, 2009.

9. Peres LA, Langer SS, Schmidt RC, Nacke RAB, Francescon PVM, Almeida RC et al. Nefrolitíase em pacientes pediátricos: investigação metabólica e anatômica. J Bras Nefrol 2011; 33(1):50-4.

10. Reynard J, Brewster S, Biers S. Oxford handbook of Urology. 3.ed. Oxford: Oxford University Press, 2013.

11. Simões FA, Castilho LN. Lítiase urinária. In: Nardozza Jr. A, Reis RB, Campos RSM (eds). MANU – Manual de Urologia. São Paulo: Planmark, 2010.

12. Sivaguru M, Saw JJ, Williams JC Jr, Lieske JC, Krambeck AE, Romero MF et al. Geobiology reveals how human kidney stones dissolve in vivo. Sci Rep 2018; 8(1):13731.

13. Viana MLL, Pontoes RMAP, Garcia WEG, Fávero ME, Prete DC, Matsuo T. Doença de Crohn e cálculo renal: muito mais que coincidência? Arq Gastroenterol 2007; 44(3).

14. Yu Z, Yue W, Jiuzhi L, Youtao J, Guofei Z, Wenbin G. The risk of bladder cancer in patients with urinary calculi: a meta-analysis. Urolithiasis 2018; 46(6):573-9.